Eva Fauma

Frauenkräuter-Apotheke

Eva Fauma

Frauenkräuter-Apotheke

Rezepte für ein
ganzes Leben

maudrich

HINWEIS: Die Empfehlungen in diesem Buch wurden nach bestem Wissen und Gewissen sorgfältig ausgearbeitet. Die Informationen über Heilpflanzen entstammen der Volksmedizin und der traditionellen Naturheilkunde. Rezepte und Tipps ersetzen nicht die persönliche medizinische Beratung und Untersuchung. Die Autorin und der Verlag übernehmen keine Haftung für Schäden oder Beschwerden, die direkt oder indirekt aus der Verwendung der Rezepte entstehen. Bei Verdacht auf stärkere Beschwerden konsultieren Sie bitte Arzt, Ärztin oder ApothekerIn!

Manche Zubereitungen brauchen etwas mehr Zeit. Sie sind im Buch mit folgenden Symbolen versehen:

Dieses Rezept kann nicht sofort verwendet werden. Es braucht einige Tage oder Wochen zum Ziehen oder Einwirken.

Dieses Rezept enthält mehr Zutaten oder ist etwas aufwendiger.

Bibliografische Information der Deutschen Nationalbibliothek
Die Deutsche Nationalbibliothek verzeichnet diese Publikation in der Deutschen Nationalbibliografie; detaillierte bibliografische Daten sind im Internet über http://dnb.d-nb.de abrufbar.

Satz: Hannes Strobl, Satz·Grafik·Design, Neunkirchen
Covergestaltung: Florian Spielauer, Wien
Umschlagfoto: AllNikArt, istockphoto.com
Fotos Innenteil: S. 5, 6, 14, 15, 62, 71, 116: istockphoto.com
S. 11, 12, 16, 21, 26, 27, 28, 36, 38, 40, 43, 49 unten, 51, 54, 55, 58, 67, 70, 76, 77, 85 oben, 87, 88, 90 links, 91, 96, 100, 101, 105, 107: stock.adobe.com
S. 18, 19, 23, 24, 30, 31, 32, 34 links, 35, 39, 42, 44, 45, 46, 48, 49 oben, 56, 59, 60, 61, 65, 66, 69, 72, 74, 79 oben, 80, 82, 83, 85 unten, 90 rechts, 92, 95, 98, 99, 104, 109, 110 oben, 114: fotolia.com
S. 29, 34 rechts, 35 oben, 52, 53, 65 rechts, 79 unten, 86, 110 unten, 112, 113: Eva Fauma
Druck: finidr
Printed in the E.U.
ISBN 978-3-99002-090-6

Inhalt

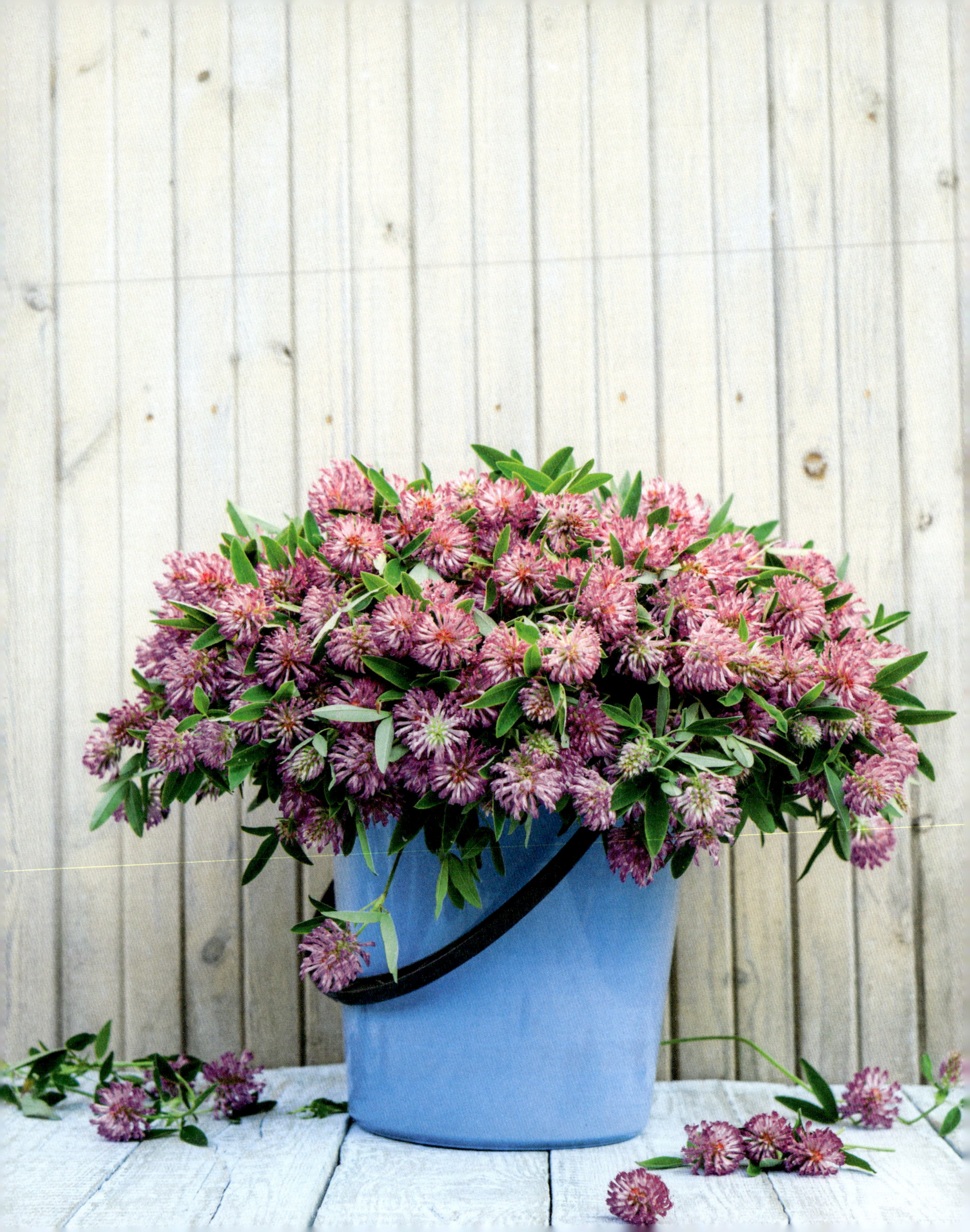

Einleitung

Wo eine Frau, da ein Leiden? Tatsache ist: Die Frauenheilkunde ist so alt wie die Menschheit selbst, und seit frühester Zeit gibt es Rituale und Heilpflanzen, die dabei helfen sollen, Beschwerden aller Art zu vermeiden bzw. zu lindern.

Frauenkräuter sind spezielle Heilkräuter, die sich zur Linderung und Heilung von Frauenleiden eignen, etwa zur Behandlung von Blasenentzündungen, Migräne, Regelkrämpfen, prämenstruellem Syndrom, Wechseljahresbeschwerden oder Myomen. Besonders hohes Ansehen genossen jene Kräuter und Wurzeln, welche die Geburt erleichtern, Geburtsblutungen stillen, das Wochenbettfieber verhüten oder den Milchfluss in Gang setzen.

Dabei ist es wenig verwunderlich, dass die Heilkunst in der Volkskultur vor allem, wenn auch nicht ausschließlich, in der Hand der Frauen lag. Waren es doch zumeist Frauenbeschwerden, die den Alltag der Kräuterweiber bestimmten: Übelkeit, Bauchschmerzen, Unwohlsein, Blutungen, Krämpfe, Kinderwunsch, Fruchtbarkeit, Abtreibung, Schwangerschaft, Geburt, Stillzeit ... Die Liste ist lang. Nicht alle Leiden einer Frau sind Krankheiten. Oft sind es schwer definierbare Beschwerdebilder, die den Alltag beeinträchtigen und die Leistungsfähigkeit schmälern, während die Männer über Jahrhunderte eher mit Kriegs- oder Jagdverletzungen kämpften.

Über Jahrtausende wurde also das Wissen über die Kraft der Pflanzen an Frauen weitergegeben.

Im Mittelalter waren dies vor allem Hebammen, in deren Händen auch die Geburtshilfe lag. Schwangerschaften und Geburten wurden im Dorf als Fest begrüßt. Hebammen genossen hohes Ansehen und besaßen ein umfangreiches Wissen über Frauenheilkräuter. Sie nutzten Ihre Kenntnis über fruchtbarkeitsfördernde Tees, wussten, welche Kräuter Wehen auslösen und welche die Geburt erleichtern können. Natürlich kannten sie zahlreiche Rezepte bei starken Krämpfen und Blutungen, für Milchbindungstees und Abstillhilfen.

Die damaligen Kräuterfrauen hüteten ein umfangreiches Wissen über stark wirksame Frauenpflanzen, aber auch über giftige Pflanzen und Rauschmittel. Sie nutzten die Kraft der Tänze, der Rituale und der Mythologie, auch sie wichtige Trigger für die Genesung. Heute würden wir sie vielleicht Lebens- und Sozialberaterinnen nennen, war doch ihre Empathie und die Fähigkeit, die passenden Rezepte für die jeweilige Frau zusammenzustellen, ein wesentlicher Faktor.

Einige dieser Heilpflanzen tragen spezifische Namen wie Frauenmantel oder Mutterkraut. In und mit ihnen verehrten die weisen Kräuterfrauen das Göttliche. Man ernannte Artemis, die geburtsmächtige Mondgöttin, zur Herrin der Artemisia-Arten (dazu gehören etwa Wermut und Beifuß), welche als Tee oder Räucherkraut vor allem in der Geburtshilfe eine wesentliche Rolle spielten.

Der Holunder wiederum war Sitz der germanischen Muttergöttin Frau Holle. Er gilt als Apotheke der armen Bevölkerung, da seine Blüten und Früchte als leicht erhältliches Schmerzmittel bei Fieber und Kinderkrankheiten gute Dienste leisteten.

Der Venus wurde die Rose zugeschrieben, als Symbolpflanze der Liebe und kraftvolles Heilmittel für Gebärmutter und Fruchtbarkeit. Auch ihre Fähigkeit, das Gegenüber zu betören, war wesentliche Voraussetzung für die Fortpflanzung.

Über dem gesamten Pflanzenreich stand die Göttin Flora.

So haben sich über die Jahrtausende Pflanzennamen eingebürgert, die eindeutig darauf hinweisen, dass sie „von Frauen für Frauen“ verwendet worden sind. Die Liste ist lang, deshalb hier einige Beispiele:

Frauenkerze	*Hexenkraut*	*Magdblume*
Frauenmantel	*Jungfrauentrost*	*Mariendistel*
Frauenminze	*Liebstöckel*	*Mutterkraut*
Frauenschuh	*Mädesüß*	*Venusspiegel*
Gebärmutterwurz	*Madonnenlilie*	*Weiberkappen*

Auch Mädchen tragen der Pflanze zu Ehren ihren Namen, zum Beispiel:

Angelika	*Iris*	*Rosa*
Camilla	*Jasmin*	*Valerie*
Erika	*Lilie*	*Viola*
Heide	*Melissa*	

Als das Christentum nach und nach Europa eroberte, wurde Mutter Maria mit den Rollen der ehemaligen Göttinnen betraut. Am Land weihten die Bauern die Kräutersträuße ihr zu Ehren.
Seit dem 9. Jahrhundert feiert die römisch-katholische Kirche am 15. August den Kräuterbüscheltag, das Hochfest Mariä Himmelfahrt. Dazu wurden in den deutschsprachigen Regionen Heilkräuter gesammelt, zu einem duftenden Strauß verarbeitet und während einer Prozession geweiht. Den Strauß trocknete man anschließend und hängte ihn im Haus auf. Teils wurden diese Kräuter bei einem herannahenden Gewittern verbrannt, um das „Böse" abzuwenden, teils als Tee verabreicht oder dem kranken Vieh ins Futter gestreut. In den meisten Fällen aber kam der Strauß am 24. Juni, dem Johannistag, wieder zu Ehren. Man verbrannte ihn mit der Bitte um eine ertragreiche Ernte im Johannisfeuer.

Heute kommt der Einsatz heilsamer Frauenkräuter wieder in Mode – nicht ohne wissenschaftlich analysiert und in ihrer Wirkung bestätigt worden zu sein. Zahlreiche Wirkstoffe konnten inzwischen extrahiert und ihre stoffwechselphysiologische Wirkung untersucht werden.
Die Pflanzenheilkunde (Phytotherapie) macht sich ihre Erfahrungsmedizin und deren pharmazeutische Bestätigung zunutze und wird insbesondere bei beginnenden Schmerzen erfolgreich eingesetzt. Je nach Beschwerdebild kommt sie unterschiedlich lange zum Einsatz.
Einige Auszüge wirken rascher, manche mintunter erst nach Tagen; bei der Traubensilberkerze kann es bis zu einigen Monaten dauern.

Die Phytotherapie kann als Dauermedikation gesehen werden, hingegen sollte innerhalb einer hilfreichen Gruppe die Mischung alle 3 Wochen verändert werden. Nebenwirkungen sind selten und würden sich in der Regel (etwa bei Sodbrennen) sofort bemerkbar machen.
Auch Wechseljahrbeschwerden können zwar im Allgemeinen nicht geheilt werden, lassen sich mit pflanzlichen Mitteln jedoch gut lindern.
Im Allgemeinen tritt kein Gewöhnungseffekt auf, auch wenn Therapien über die Jahre immer wieder angewandt werden.

Wir sehen: Die Natur hat stets eine Antwort parat – man muss sie nur nutzen.

Einige Hinweise zu Beginn

- *Die Heilpflanzen, die in den Rezepten genannt sind, erhalten Sie in der Apotheke, in vielen Drogerien oder im Onlinehandel. Viele Kräuter und Gewürze gibt es mittlerweile auch im gut sortierten Supermarkt oder im Reformhaus.*
- *In diesem Buch werden zu einem Beschwerdebild meist mehrere Tees aufgeführt. Dies nicht nur, um eine gewisse Auswahl anzubieten, sondern auch, weil bei längerer Anwendung nach 2–3 Wochen die Pflanze gewechselt werden sollte.*
- *Generell gilt: Bei der Anwendung von Tees sollten Sie (wenn nicht anders angegeben) nicht mehr als 500 ml pro Tag trinken.*

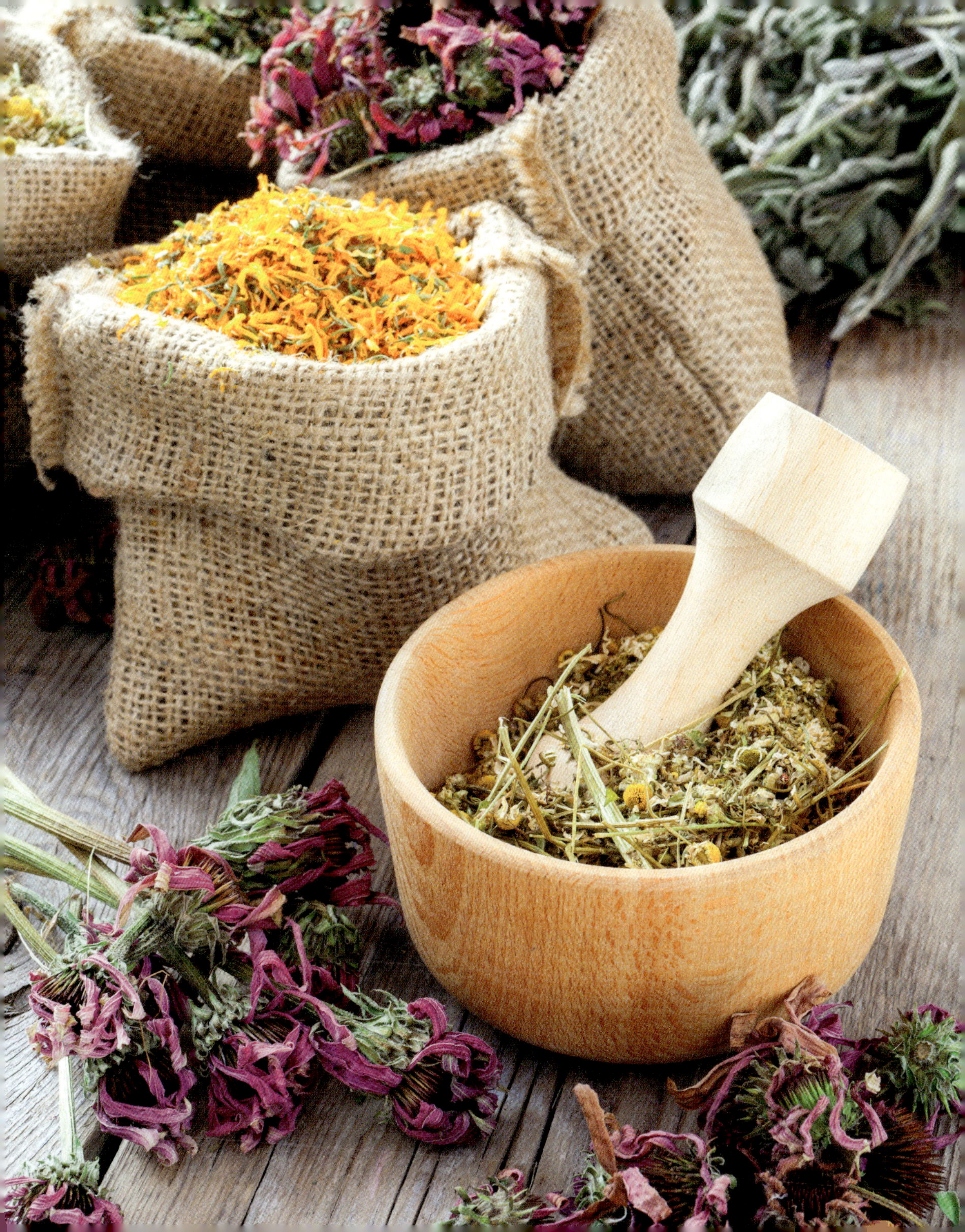

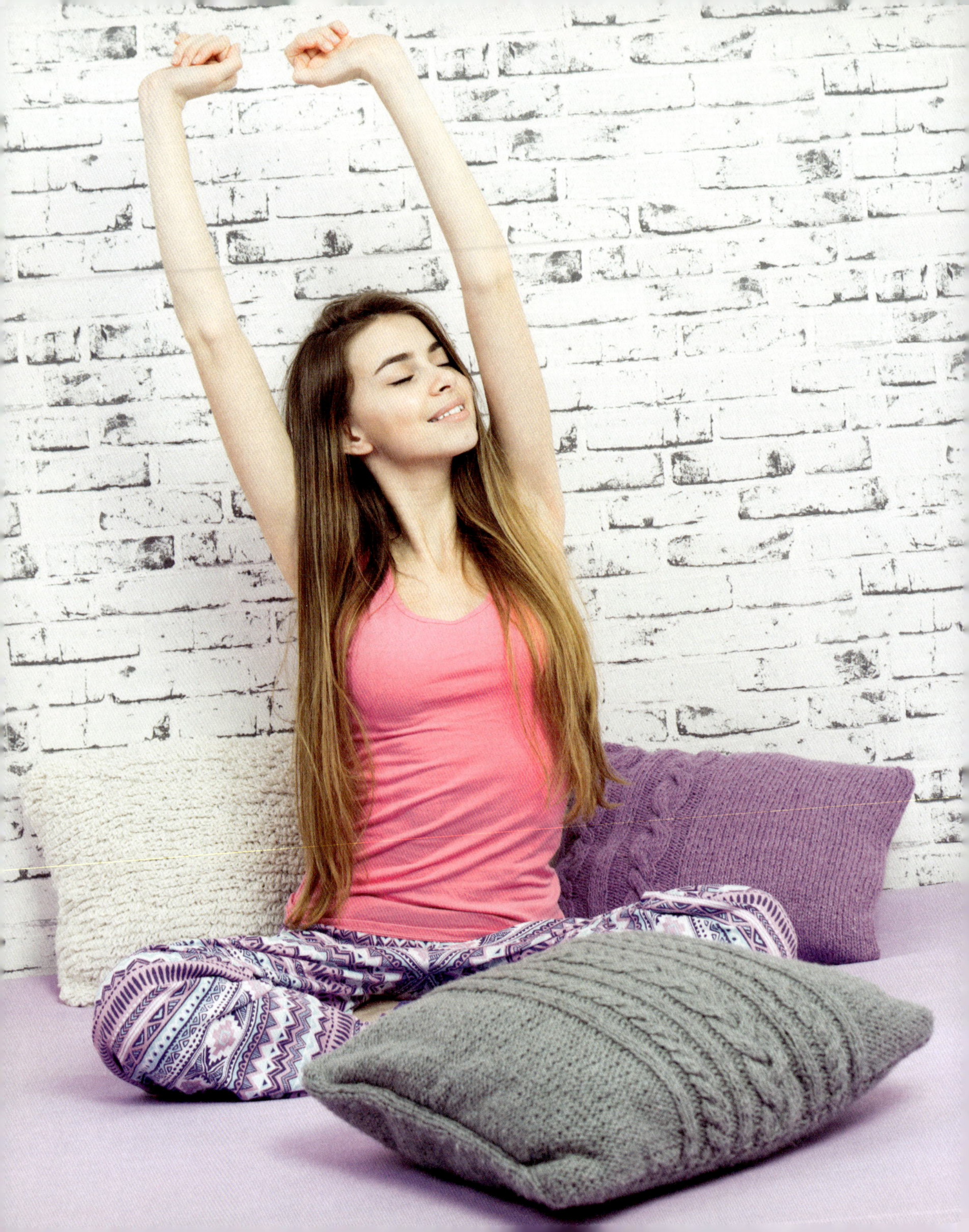

Pubertät

Info

Die Pubertät bezeichnet zunächst körperliche Veränderungen, in der sich die Geschlechtsreife entwickelt und der kindliche Körper sich langsam in einen erwachsenen verwandelt.
Dieser Prozess wird bei Mädchen über die Produktion und Ausschüttung von Hormonen gesteuert. Gonadotropin-Releasing-Hormone veranlassen, dass Follikelstimulierendes Hormon (FSH) und Luteotropes Hormon (LH) ausgeschüttet werden, welche wiederum die Eierstöcke zum Wachsen und folglich zur vermehrten Östrogenproduktion anregen.
Zu Beginn der Pubertät verändert sich zunächst das Brustgewebe. Die Brustdrüsen entwickeln sich im Alter von 10–14 Jahren und sind etwa mit dem 16. Lebensjahr ausgereift, wobei die Entwicklungsphase mit Spannungen und Druckschmerzen einhergeht. Typisch und ganz normal sind Berührungsschmerzen, die auch abhängig vom Zyklus unterschiedlich stark ausfallen können.
In dieser Zeit entwickeln sich auch Schambehaarung und Achselhaare.
Die meisten jungen Mädchen haben zwischen 11 und 14 Jahren ihre erste Monatsblutung. Sie ist zunächst unregelmäßig und zum Teil nur eine Schmierblutung. Es dauert, bis sich ein geregelter Zyklus einstellt. Bis dahin ist es nicht immer einfach, mit den überfallsartigen Blutungen umzugehen, besonders wenn die Hinweise des Körpers dazu erst erlernt werden müssen: gespannte Brüste, Kopfschmerzen, Bauchschmerzen, Übelkeit und schlechte Laune – da und dort vielleicht auch ein unbändiger Hunger auf Schokolade.
Der Weg vom Mädchen zur jungen Frau dauert mitunter einige Jahre und stellt nicht nur eine physiologische, sondern auch eine psychische Belastung dar. Gereiztheit, Unentschlossenheit und Motivationslosigkeit können diese Zeit prägen.

Die Phasen der Umstellungen auf körperlicher und seelischer Ebene sind auch mehr oder weniger anstrengend. Junge Damen neigen vermehrt zu Müdigkeit. Man stellte fest, dass das Gehirn das Schlafhormon Melatonin zwei Stunden nach hinten versetzt ausschüttet. Das ist auch ein Grund, weshalb Pubertierende dazu neigen, abends lange wach zu bleiben, während sie morgens sehr schwer und träge aus dem Bett kommen.
Die Müdigkeit kann aber auch von einem niedrigen Eisenhaushalt kommen. Der monatlich einsetzende Blutverlust und eventuell eine defizitäre Ernährung bringen anämische Mädchen hervor.

Geschichte

Gemäß der Säftelehre galt die erste Menstruation als Beginn der Pubertät. Man sah sie überdies als Reinigungsprozess für den jungen Körper. Denn nur wer seine Säfte regelmäßig abgibt, vergiftet sich nicht bzw. fördert die Reinigung und das Gleichgewicht, das eine Grundvoraussetzung für die Gesundheit darstellt.
So galten Frauen der antiken Mythologie zufolge als fähig, während der Menstruation die Fruchtbarkeit der Erde zu fördern. Ihr Blut wurde in kultischen Handlungen mit dem Saatgut vermischt und zur Bestellung der Felder verwendet.
Über die Jahrhunderte stand man dem Blutverlust jedoch unterschiedlich gegenüber: Mal galt der Saft des Lebens als Zauber- und Heilmittel, dann wieder als unrein. Und während die Frauen im Judentum als unrein betrachtet werden und sich zurückziehen dürfen, gibt es auch Menschen, die diesen Zustand als besonders fruchtbar und erotisch empfinden.

Pflanzenwelt

Ackerstiefmütterchen
Aloe
Andorn
Ballonrebe
Bärentraube
Birkenblätter
Brennnessel
Bruchkraut
Cranberry
Eichhase (Pilz)
Eisenkraut
Erdbeerblätter

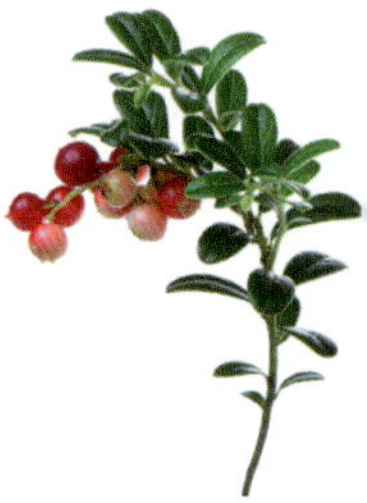

Bärentraube

Frauenmantel
Gänseblümchen
Goldrute
Gundelrebe
Hauhechelwurzel
Heidekraut
Heidelbeere
Heilerde
Himbeerblätter
Honig
Kamille
Kürbis
Labkraut
Mahonie
Maisbart
Meerrettich
Muskatellersalbei
Mutterkraut
Myrrhe
Odermennig
Pimpinelle
Poleiminze
Preiselbeere
Propolis
Ringelblume
Schafgarbe
Schlüsselblume
Schneeball
Spargel
Storchenschnabel
Thymian
Veilchen
Wacholder
Wasserpfeffer
Wegwarte
Wiesenknopf
Ysop
Zistrose

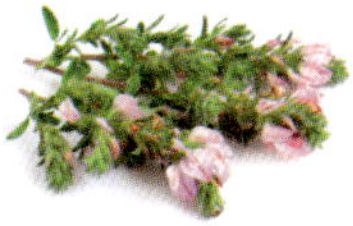

Hauhechel

Rezepte

AKNE

Die veränderte hormonelle Situation spiegelt sich auch in der Haut wider. Jugendliche kämpfen mit der Entstehung von Pickeln und Mitessern, die optisch eine große Belastung darstellen.
Ein Testosteronschub bringt eine vermehrte Talgproduktion mit sich, die wiederum unter der Haut die Pickel blühen lässt. Das Hautbild wirkt fettig und glänzt. Wenn sich die Ausgänge der Talgdrüsen verstopfen und dadurch entzünden, werden aus den Mitessern eitrige Aknepusteln. Sie wuchern zumeist an Brustkorb, Rücken, Schultern und leider auch im Gesicht.
Normalerweise klingt die Akne ab dem 20. Lebensjahr ab. Bis dahin ist es jedoch für viele junge Menschen ein steiniger Weg. Primär leidet nicht die Haut darunter, sondern das Selbstbewusstsein.

Brennnessel-Dampfbad

1 Handvoll Brennnessel
2 l Wasser

Brennnessel und Wasser aufkochen und das Gesicht für 15 Minuten im heißen Dampf „baden". Danach sanft abtrocknen.

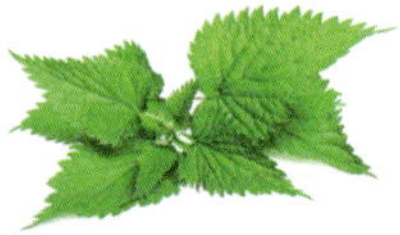

Brennnessel

Brennnessel-Smoothie

1 Handvoll frisches Brennnesselkraut
100 ml Apfelsaft

Brennnessel mit Saft vermixen bzw. pürieren. Täglich ein Glas von der Mischung trinken.

Brennnessel gilt als altes Hausmittel zum Entwässern, zur „Blutreinigung", Anregung der Nierenfunktion und der Lymphe, welche für die Ausscheidung von Schadstoffen und Stoffwechselzwischenprodukten verantwortlich sind.

Gesichtswasser mit Ackerstiefmütterchen

9 g Stiefmütterchen
500 ml Wasser

Stiefmütterchen mit Wasser aufkochen, 10 Minuten ziehen lassen, dann abseihen. Über den Tag verteilt 3 Tassen davon trinken.

Das Stiefmütterchen (Viola tricolor) ist eine erwiesenermaßen wirksame Arzneipflanze bei Ekzemen, Seborrhoe, Milchschorf und Akne. Die besondere Zusammensetzung ihrer Inhaltsstoffe wie Flavonoide, Salicylsäurederivate und Schleimstoffe bringen aus dem kleinen, feinen Pflänzlein enorme Heilkräfte bei Hautproblemen hervor.

Badewasser mit Ackerstiefmütterchen

10–20 g Stiefmütterchen
1 l Wasser

Stiefmütterchen für 10 Minuten mit Wasser aufkochen, dann abseihen und zum Badewasser geben. Mehrmals in der Woche für je ca. 20 Minuten anwenden.

Das Stiefmütterchen ist entzündungshemmend, schmerzstillend und lindert Juckreiz.

Gundelrebe-Waschung

2 EL Gundelrebe
300 ml heißes Wasser
1 Waschlappen

Gundelrebe für 8 Minuten mit heißem Wasser aufbrühen, dann abseihen. Die betroffenen Hautstellen mehrmals mit dem Sud reinigen. Dazu am besten einen Waschlappen damit tränken und für 10 Minuten auf das Gesicht legen.

Schon im Namen „Gund“, der Eiter bedeutet, lässt sich das Haupteinsatzgebiet dieser Pflanze seit dem frühen Mittelalter erkennen: die Bekämpfung eitriger und sekrethaltiger Pusteln. Auch Hildegard von Bingen empfahl ein Elixier aus der Gundelrebe bei Furunkeln aller Art.

ÜBRIGENS: *Wer die Gundelrebe essen möchte, sei gewarnt: Sie schmeckt nach Ziege.*

Labkraut-Kompressen

1 Handvoll frisches Labkraut

Mit einem Nudelholz über das Kraut rollen, sodass es weich wird. Anschließend das Kraut auf die betroffenen Stellen an Schultern und Rücken auflegen. Zum Fixieren ein enges T-Shirt darüberziehen. Am besten ein dunkles T-Shirt wählen, um Flecken zu vermeiden.

Aloe vera

1 Blatt frische Aloe vera

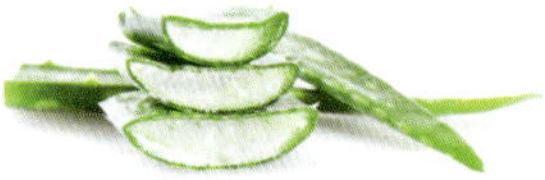

Aloe vera

Das Blatt aufbrechen, den Pflanzensaft direkt auf die Knötchen oder Pusteln auftragen und eintrocknen lassen.

Aloe wirkt feuchtigkeitsspendend und zusammenziehend (adstringierend).

Gänseblümchen-Wickel

1 Handvoll Gänseblümchen
500 ml Wasser

Aus Gänseblümchen und Wasser einen Tee kochen. Eine Hälfte trinken, mit der zweiten Hälfte ein Tuch befeuchten und dieses um die betroffenen Stellen wickeln.

Der Wickel wirkt entzündungshemmend und durchblutungsfördernd.

WISSEN: *Gänseblümchen haben mehr zu bieten, als die meisten denken! Sie sind die anerkannte Heilpflanze 2017 und sind beispielsweise bei Hautkrankheiten wirksam. Die Pflanze wird innerlich wie äußerlich angewendet.*

Heilerde-Maske

3 TL Heilerde
1 TL Wasser

Heilerde mit Wasser zu einer dicken Creme abrühren und direkt auf die Pickel auftragen. Eintrocknen lassen und mit lauwarmem Wasser abwaschen. Die Haut fühlt sich hinterher an wie nach einem Peeling, ist gut durchblutet und somit auch gereinigt, da die Haut Stoffe an die Heilerde abgegeben hat.

Die Oberfläche der Heilerde hat eine hohe Kapazität, Talg und Sekret aufzunehmen.

Honig-Propolis-Pflege

1 EL Honig
5 Tr Propolis (alkoholfrei)

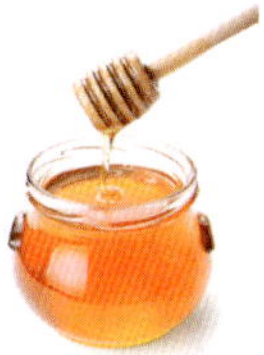

Honig

Honig und Propolis vermengen und die Mischung auf die Haut auftragen. Nach 15 Minuten lauwarm abwaschen.

Die Mischung enthält nicht nur entzündungshemmende Enzyme, sondern hat auch keimtötende Wirkung und vermeidet so Reinfektionen.

VORSICHT: *Wenn der Honig an der Haut warm wird, beginnt er zu rinnen. Daher ein Handtuch unterlegen.*

Lavendelessig

10 g Lavendelblüten
4 g Arnikablüten
500 ml Essig

Die Blüten im Essig für 10 Tage ansetzen, anschließend abseihen. Die Lösung kann für eine Waschung oder gezielt für einzelne von Akne betroffene Körperstellen genutzt werden.

Augentrost-Waschung

1 EL Augentrost
200 ml Wasser

Aus Augentrost und Wasser einen Tee zustellen und nach 10 Minuten abseihen. Abkühlen lassen. Mit dem Sud morgens und abends das Gesicht reinigen.

Augentrost enthält Aucubin und wirkt deshalb stark antibakteriell.

MENSTRUATIONSBESCHWERDEN

Mit der einsetzenden Pubertät müssen Mädchen den Umgang mit der Menses und ihren Symptomen erst erlernen. Einige davon sind aber häufig und typisch.
Schon Tage vor den Tagen sind viele junge Mädchen angespannt, gereizt, niedergeschlagen und motivationslos. Der Alltag ist mühseliger, die Lust etwas zu unternehmen sinkt. Kein Wunder, geht mit der Umstellung doch viel Energie verloren und mit der Monatsblutung Mineralstoffe, Eiweiß und Flüssigkeit. Diese Nährstoffe müssen erst wieder nachproduziert werden, was kräfteraubend ist.
Während der Blutung kommt es zu mehr oder weniger starken Krämpfen der glatten Muskulatur, die die Ausscheidung der Gebärmutterschleimhaut fördern. Verspannungen im Ober- und Unterbauch sowie Kopfschmerzen und Muskelschmerzen prägen das zweifelhafte Vergnügen, erwachsen zu werden.

Zyklus-Tee

1–2 TL Taubnesselkraut
200 ml heißes Wasser

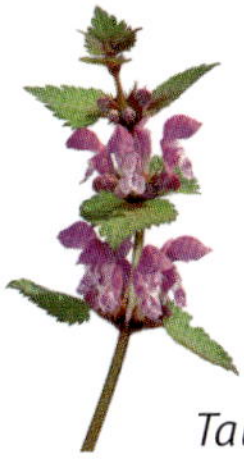

Taubnessel

Das Kraut mit heißem Wasser überbrühen, 5 Minuten ziehen lassen und den Tee schluckweise trinken. Empfehlenswert sind 2–3 Tassen am Tag, bis die Krämpfe nachlassen.

Die Taubnessel hilft bei der Regulation des Zyklus.

Pubertätstee bei krampfartigen Menstruationsschmerzen

2 TL Schafgarbe
2 TL Frauenmantel
1 TL Himbeerblätter
1 TL Pfefferminze
½ TL Ringelblume

1 EL der Mischung mit 200 ml kochendem Wasser überbrühen und 8 Minuten zugedeckt ziehen lassen. 3 Tassen pro Tag trinken, bis die Beschwerden nachlassen.

Teemischung bei Periodenschmerzen mit Verstopfung

2 TL Kamillenblüten
2 TL Melisse
1 TL Faulbaumrinde
1 TL Fenchel

2 TL der Mischung mit 250 ml kochendem Wasser übergießen und nach 10 Minuten abseihen. 2–3 Tassen täglich trinken.

Andorn-Tee

1 EL Andorn
250 ml heißes Wasser

Das Kraut mit heißem Wasser überbrühen und 10 Minuten ziehen lassen. Täglich eine Tasse davon trinken.

Tee bei unregelmäßiger Menstruation

Zu gleichen Teilen
Hirtentäschel
Beifuß
Schafgarbe
Weinraute
Ringelblume
Fenchel
Thymian

Die Zutaten vermischen und aus 2 TL Kräutern und 250 ml Wasser einen Tee zustellen. Aufkochen lassen, anschließend abseihen und trinken.

Die Mischung wird als menstruationsfördernder Tee bei unregelmäßigen Blutungen in der Pubertät getrunken.

Menstruationstee

3 EL Himbeerblätter
500 ml heißes Wasser

Die Blätter mit heißem Wasser überbrühen, nach 10 Minuten abseihen und anschließend trinken.

Himbeerblätter gelten als vorbeugend hilfreich etwa 2 Tage bevor die Regelblutung einsetzt.

Schafgarbenbad

5–8 Tr ätherisches Schafgarbenöl

Das ätherische Öl in das Badewasser für ein Vollbad zugeben.

Die Schafgarbe soll durch ihre krampflösende und entspannende Wirkung Menstruationsbeschwerden lindern.

BLASENENTZÜNDUNG

Hartnäckige Entzündungen im Urogenitaltrakt sind unter jungen Mädchen keine Seltenheit. Die Auslöser sind unterschiedlich, gelegentlich wird aber auch das Thema der Hygiene unterschätzt. Viele wissen beispielsweise nicht, dass es zu Harnwegsinfekten führen kann, wenn sie sich nach dem

Geschlechtsverkehr nicht ausreichend waschen und vor allem auf die Toilette gehen, sodass allfällige Keime ausgespült werden können.
Auch die Toilettenhygiene spielt eine Rolle. Nach dem Toilettengang gilt es immer, sich von vorne nach hinten abzuwischen. Anderenfalls haben Keime aus dem hinteren Bereich leichtes Spiel, in den Vaginaltrakt vorzudringen. Es kann zu Entzündungen kommen. Werden diese chronisch, können die kommenden Wochen beim Harnlassen sehr schmerzhaft werden: Es brennt, zieht und schmerzt ungemein.
Mädchen sind eher von Entzündungen betroffen als junge Burschen, da ihre Harnröhre wesentlich kürzer ist. Damit die Erreger – sofern sie schon eingedrungen sind – nicht weiter in den Körper aufsteigen können, ist die Devise: trinken, trinken, trinken. Im Folgenden deshalb einige Tipps, welche Tees besonders gut helfen.

Preiselbeerkonfitüre

200 g Preiselbeerkonfitüre
Etwas lauwarmes Wasser

Konfitüre mit lauwarmem Wasser anrühren und einnehmen.

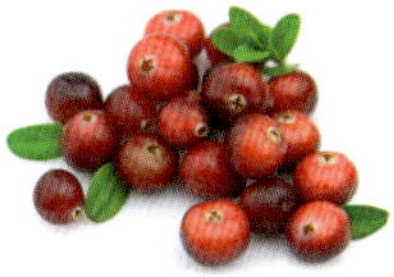

Preiselbeeren

Cranberrysaft

1 l Cranberrysaft

Den Saft über den Tag verteilt trinken. Falls er zu sauer ist, mit etwas Wasser verdünnen.

Cranberrys werden erfolgreich zur Behandlung wiederkehrender Harnwegsinfekte eingesetzt. Ihre Proanthocyanidine wirken antiadhäsiv, verhindern also, dass sich Keime an den Zellen der Harnblase anlagern. Zudem sind sie antimikrobiell und entzündungshemmend.

Bärentraubenblätter-Mazerat

1 EL Bärentraubenblätter
200 ml kaltes Wasser

Das Kraut über Nacht im kalten Wasser ziehen lassen. Am folgenden Tag kurz erhitzen, dann abseihen. Über den Tag verteilt trinken.

Wer die Behandlung kurmäßig anwendet, sollte die Menge weiter steigern: etwa mit 1 ½ EL Bärentraubenblätter auf 300 ml Wasser, dann 2 EL auf 400 ml.

Das in der Bärentraube enthaltene Arbutin wirkt antibakteriell bei Harnwegsinfektion. Es konnte die Wirkung auf diverse Bakterienstämme nachgewiesen werden.

Birkenblättertee

5 EL Birkenblätter
1 ½ l heißes Wasser

Einen Tee bereiten und davon 1–1,5 Liter täglich trinken.

Es ist wissenschaftlich belegt, dass Birkenblättertee die Harnausscheidung fördert. Wirksam sind die darin enthaltenen Flavonoide. Der Tee hat zudem eine leicht antibakterielle und entzündungshemmende Wirkung gegen fremde Keime in den Harnwegen und wirkt positiv bei Nierengrieß.

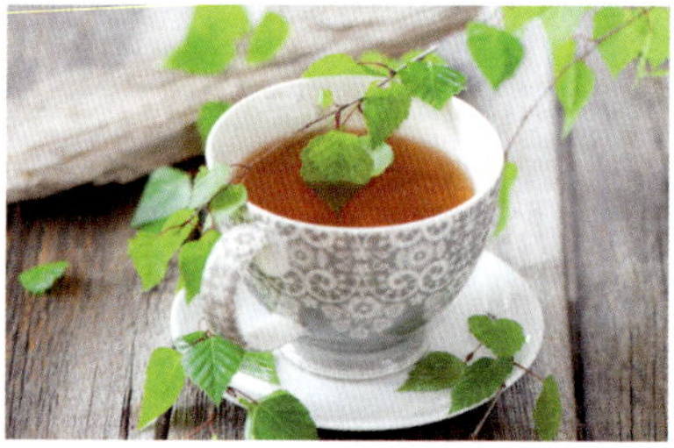

Birkenblätter

Nieren- und Blasentee

Zu gleichen Teilen
Brennnessel
Ackerschachtelhalm
Bruchkraut
Löwenzahn

2 TL von der Kräutermischung mit 200 ml Wasser als Tee ansetzen. Über den Tag verteilt insgesamt 3–4 Tassen trinken.

Die Zutaten wirken harntreibend, entzündungshemmend und zum Teil krampflösend.

TIPP: *Löwenzahnextrakt gilt als stoffwechselanregendes harntreibendes Mittel.*

MÜDIGKEIT UND EISENMANGEL

Im Vergleich zu jungen Burschen leiden junge Mädchen in der Post-Pubertät deutlich häufiger an Müdigkeit. Dies liegt nicht nur am veränderten Hormonhaushalt, sondern oft auch an einem unbemerkt gebliebenen niedrigen Eisenwert. Dieser äußert sich in unspezifischen Beschwerden wie Leistungsabfall, Müdigkeit und Störungen der Wärmeregulation. Mädchen frieren schnell und fühlen sich eher unterzuckert.

Mögliche Ursachen sind Fehlernährung, die nun auftretenden Blutungen, aber auch ein erhöhter Bedarf wachstumsbedingt, bei Sport oder Medikamenteneinnahme.

Auch die Entscheidung für einen veganen Ernährungsstil in jungen Jahren fordert den Eisenhaushalt heraus.

Anämische Mädchen erkennt man an ihrer sehr blassen Haut und häufig verlangsamten Bewegungen, da sie einfach alles anstrengt. Der Sauerstofftransport bei der Bewegung erfordert Eisen, das in Hämoglobin gebunden ist. Wenig verwunderlich, dass sich häufig auch Antriebslosigkeit und Konzentrationsstörungen einstellen.

Erste Maßnahme muss es sein, bei Bedarf die Ernährung umzustellen. Ist dies nicht möglich oder effizient genug, ist ärztliche Behandlung erforderlich.

TIPP: *Bei häufiger Müdigkeit durch Eisenmangel Fleischspeisen – besonders dunkles Fleisch – verstärkt in die Ernährung integrieren.*

Frischsaftkur mit Brennnesselsaft

1 Handvoll frische Brennnessel
½ Zitrone
200 ml Wasser

Brennnessel morgens mit Wasser und Zitrone mixen und die Mischung trinken.

Die Brennnessel ist ein wertvoller Eisenlieferant, der kaum Komplexbildner enthält. Durch die Säure im Saft kann das Eisen besonders gut aufgenommen werden. Nebenwirkung: Sie wirkt harntreibend!

Fenchelsalat mit Hummus

1 Fenchelknolle
1 EL Hummus
1 Spritzer Zitronensaft

Fenchel in Salzwasser knackig kochen und mit 1 EL Hummus und Zitrone anrichten.

In Kombination mit dem Sesam aus dem Hummus wird das Eisen besonders gut aufgenommen.

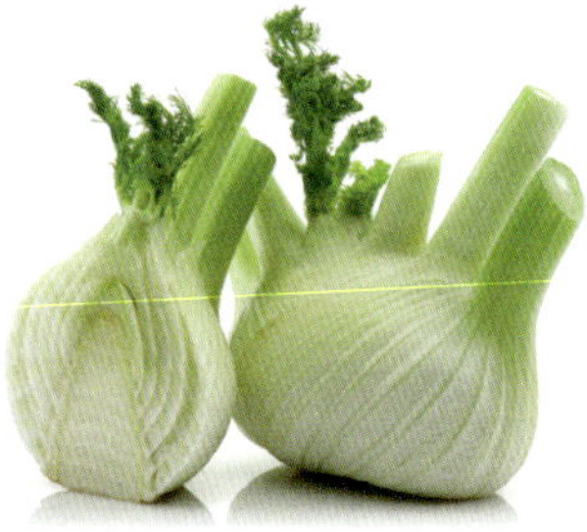

Fenchel

Rindfleisch in Essig und Öl

150 g gekochter Tafelspitz
1 EL Essig
1 TL Öl
Salz, Pfeffer, etwas Wasser
Essigmarinade
10 Kohlsprossen

Aus Essig, Öl, Salz, Pfeffer und Wasser eine Essigmarinade bereiten. Kohlsprossen in Salzwasser knackig kochen und mit dem Tafelspitz anrichten.

Das Eisen im Fleisch hat eine hohe Resorptionsrate. Für Gemüse gilt: Je jünger es ist, desto weniger Oxalsäure oder andere Komplexbildner sind enthalten, die das wertvolle Eisen binden und den Körper an der Aufnahme hindern. Daher stets hellgrüne Bestandteile von grünem Gemüse verwenden, wie hier die jungen Kohlsprossen. Die Säure aus dem Essig fördert die Eisenaufnahme zusätzlich.

Erdbeerblätter-Tee

1 Handvoll junge Erdbeerblätter (wenn möglich, von Walderdbeeren)
250 ml heißes Wasser

Erdbeerblätter mit heißem Wasser für 5 Minuten aufbrühen.

Mehrmals am Tag eine Tasse dieses Tees trinken.

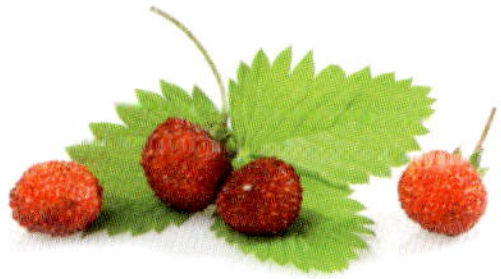

Erdbeerblätter

Hagebutten-Auszug

5 EL frische Hagebutten
500 ml kaltes Wasser

Die Früchte halbieren und über Nacht im kalten Wasser ansetzen. Anschließend abseihen, die Flüssigkeit kurz aufkochen und über den Tag verteilt trinken.

Rosmarintee

1 TL Rosmarinnadeln
250 ml heißes Wasser

Rosmarin mit heißem Wasser zugedeckt 8 Minuten leise köcheln lassen. Danach filtern und die Flüssigkeit schluckweise trinken.

Die ätherischen Öle des Rosmarins wirken belebend.

VORSICHT: *Die belebende Wirkung kann in der Nacht anhalten und den Schlaf behindern. Nicht zu spät am Abend trinken!*

Herzgespann-Tee

2 TL Herzgespann
½ TL Ringelblumenblüten
250 ml heißes Wasser

Kräuter mit heißem Wasser überbrühen und zugedeckt 5 Minuten ziehen lassen. Dann abseihen.

Herzgespann stärkt die Herzfunktion und damit auch den Sauerstofftransport, es wird bei Müdigkeit und bei Menstruationsstörungen verwendet. Die Ringelblume gilt als Adjuvans, das die Wirkung der anderen Zutaten unterstützt.

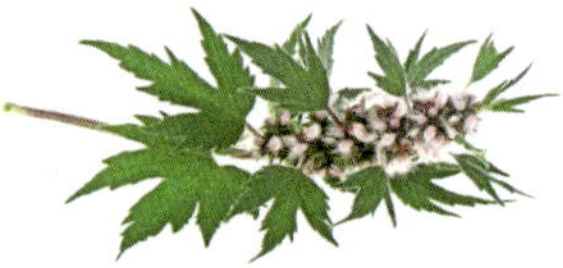

Herzgespann

Johanniskraut-Tee

1–2 TL Johanniskraut
250 ml Wasser

Das Kraut mit Wasser kurz aufkochen und einige Minuten ziehen lassen. Anschließend abseihen. Mehrmals am Tag eine Tasse trinken.

Johanniskraut wird in der alternativen Medizin bei Energiemangel, Erschöpfung, Abgeschlagenheit, Müdigkeit, Blutmangel und Menstruationsstörungen eingesetzt. Außerdem wirkt es entzündungshemmend.

EMOTIONALE UNAUSGEGLICHENHEIT

Kaum dem „Kindsein“ entwachsen, gilt es schon mit neuen Herausforderungen umzugehen, sich selbst kennenzulernen und einen Platz in der Gesellschaft zu finden. Viele Heranwachsende sitzen „zwischen den Stühlen“ und müssen sich um organische wie seelische Balance bemühen.
Bei manchen geht das praktisch reibungslos, bei anderen ist es mühevoller. Unsicherheit, vermindertes Selbstvertrauen, Gereiztheit und hormonelle Instabilität bringen zeitweise nicht nur die Mädchen, sondern auch die Mütter zum Verzweifeln.
Verschiedene Tees und Entspannungsbäder können helfen, Ruhe in sich zu finden und den Alltag ausgeglichener zu bewältigen.

Lavendelbad

10 Tr ätherisches Lavendelöl
Warmes Wasser

Ein Vollbad einlassen, das ätherische Öl ins Wasser zugeben und ein ausgiebiges Wannenbad genießen.

Ist keine Badewanne verfügbar, kann das Öl über die Duftlampe wirken. Lavendel beruhigt und entspannt nicht nur Muskeln, Gelenke und Knochen, sondern auch die Seele.

Melissentee

2 TL Melisse
250 ml Wasser

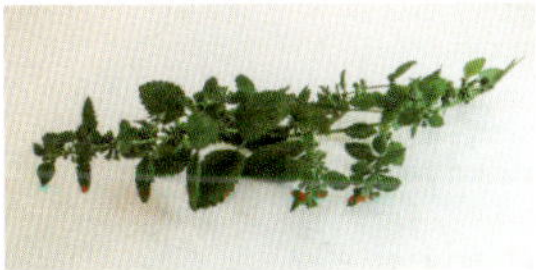

Melisse

Aus der Melisse einen Tee aufbrühen, einige Minuten ziehen lassen und abseihen.

Er gilt als beliebter Abendtee, der für ruhigen Schlaf sorgt. Die Melisse ist ein bekanntes Hausmittel bei innerer Unruhe, Melancholie und Unsicherheit.

TIPP: *Frische Melisse ist unschlagbar im Geschmack.*

Hopfenblüten-Tee

1 TL Hopfenzapfen
(aus der Apotheke)
250 ml Wasser

Hopfenzapfen mit Wasser aufkochen und für 8 Minuten leise köcheln lassen. Abseihen und den Tee trinken.

Sowohl die enthaltenen Phytoöstrogene als auch der hohe Eisenanteil machen den Tee wertvoll für die Jugendjahre.

Tee bei psychischer Labilität

2 TL Eisenkraut
250 ml Wasser

Eisenkraut in Wasser 10 Minuten zugedeckt köcheln lassen, dann abseihen.

Täglich 2–3 Tassen trinken.

Teemischung bei Gereiztheit und Überempfindlichkeit

1 TL Weißdorn
½ TL Hopfen
½ TL Lavendel
250 ml Wasser

Pflanzen mit 250 ml heißem Wasser aufkochen und 10 Minuten sanft köcheln lassen, dann abseihen.

Bei Gereiztheit täglich 2–3 Tassen trinken.

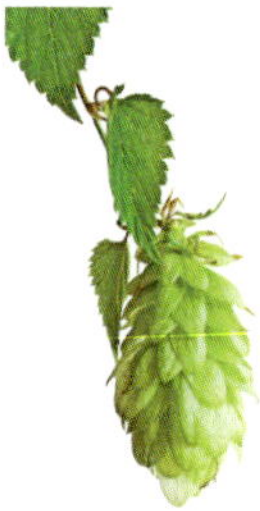

Hopfen

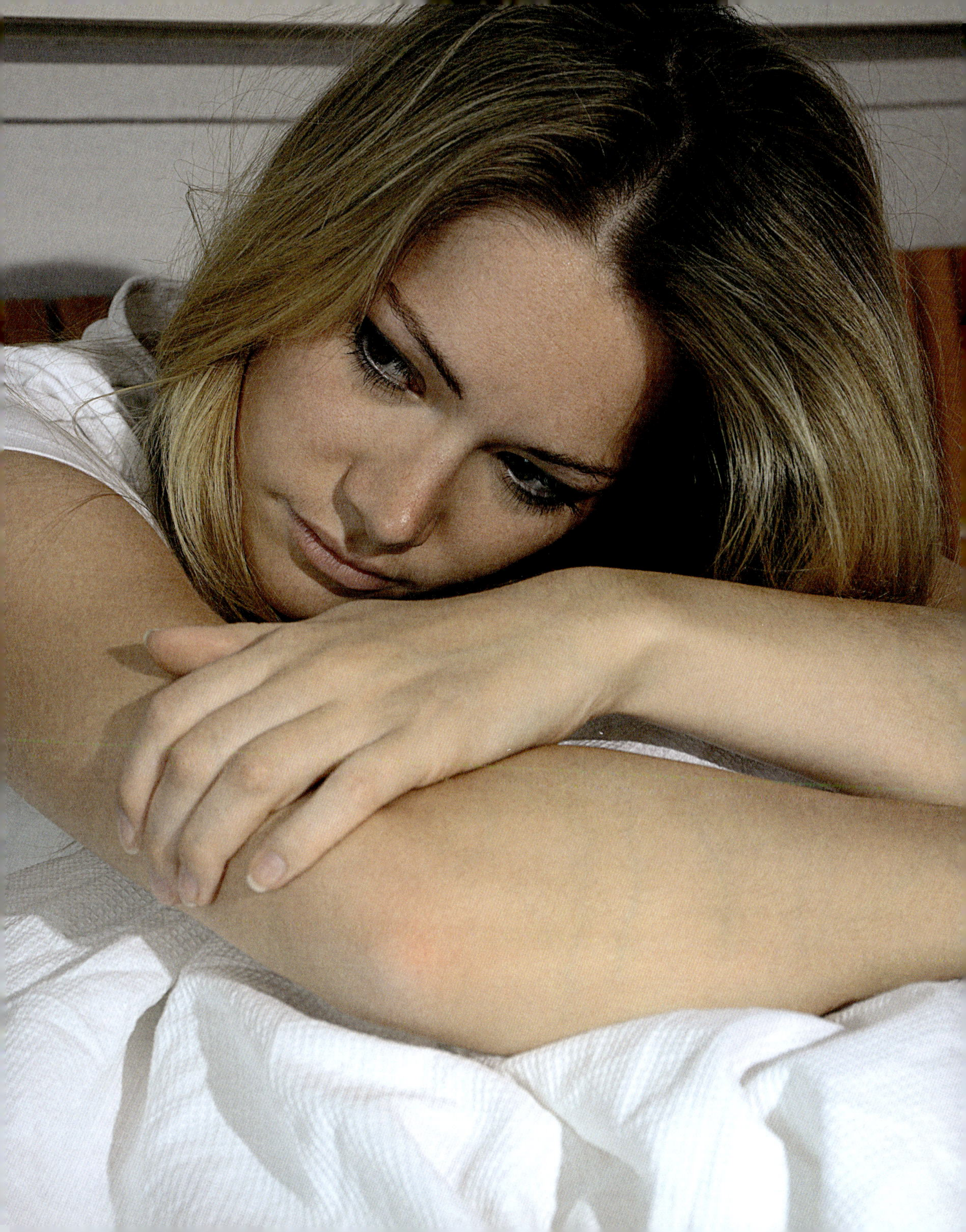

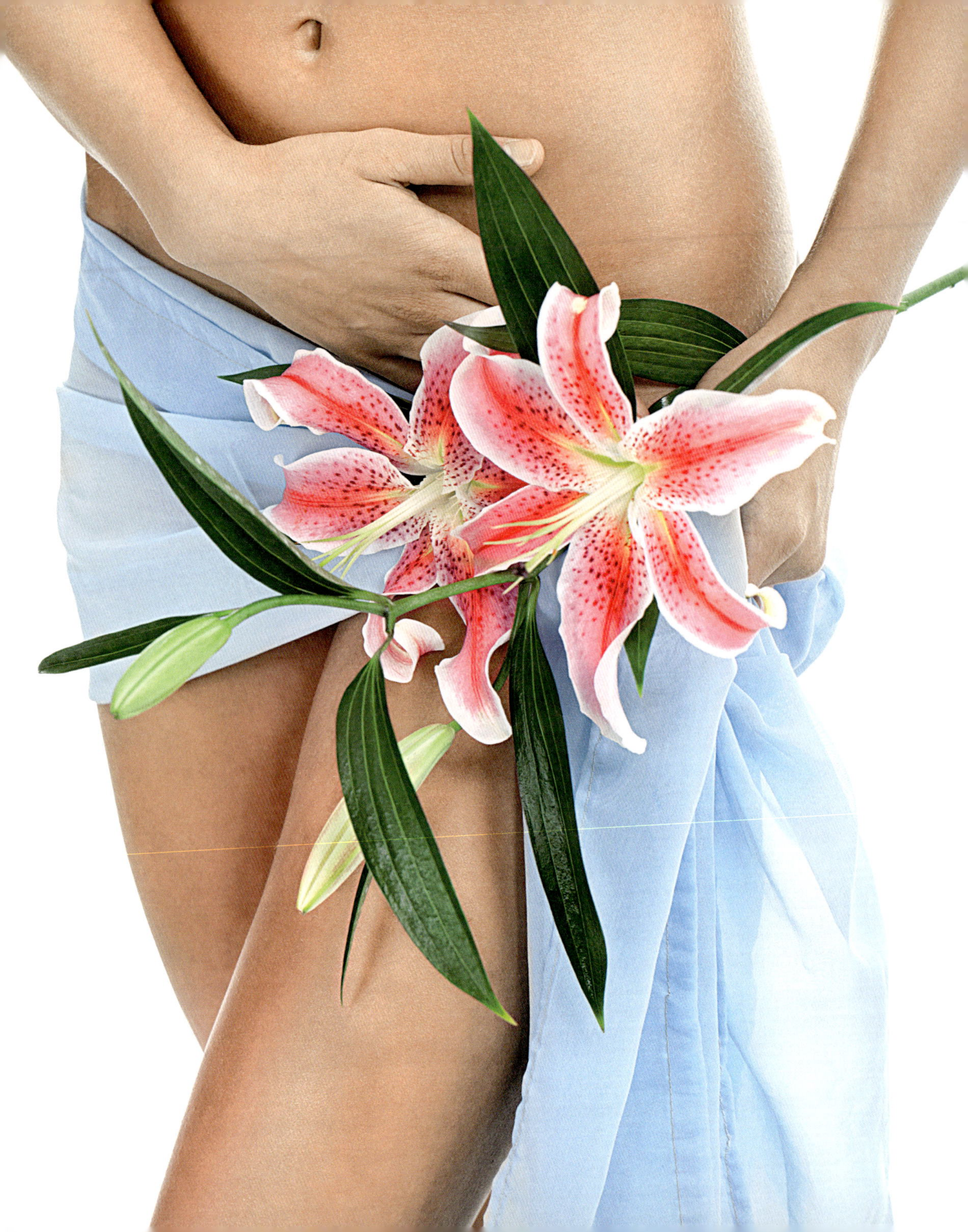

Zyklus und Menstruation

Info

Wenn junge Mädchen ihre erste Periode bekommen, stehen ihnen viele Jahre bevor, in denen sie auch mit den Begleiterscheinungen werden umgehen müssen.
Typische Menstruationsbeschwerden kommen regelmäßig wieder, entsprechend dem individuellen Hormonhaushalt. Dazu zählen klassischerweise krampfartige Unterleibsschmerzen, die mit den sogenannten „Tagen“ einsetzen und einige Tage anhalten.
Darüber hinaus können unterschiedliche Beschwerdebilder die Lebensqualität während der Tage beeinträchtigen.
Im Vorfeld treten häufig Kopfschmerzen auf, die Stimmung ist schlecht, der Heißhunger auf Süßigkeiten steigt. Viele Mädchen und Frauen klagen auch über Rückenschmerzen, Schmerzen in den Beinen und eigenartigen Schwindel. Haben sie sich mit diesen Vorboten abgefunden, folgen Begleiterscheinungen wie unbegründete Nervosität, Schweiß, der manchmal streng riecht, Gereiztheit, Stimmungsschwankungen und in manchen Fällen auch Übelkeit und Erbrechen.
Zuweilen schränken starke Schmerzen, „Schneiden im Bauchraum“ und starke Blutungen den Alltag gewaltig ein.
Was passiert hier? In der Zeit um die Menstruation werden verstärkt Gewebshormone (sogenannte Prostaglandine) freigesetzt, die für Gefäßveränderungen und in der Folge u. a. verstärkte Kontraktionen der Gebärmuttermuskulatur sorgen. Ist nämlich im vergangenen Zyklus keine Befruchtung erfolgt, wird die zuvor aufgebaute Schleimhaut nicht mehr benötigt und durch diese Kontraktionen abgestoßen. Das Verkrampfen geschieht unregelmäßig und häufig über mehrere Minuten, es kann unterschiedlich intensiv, ausgeprägt und langwierig sein.

Geschichte

Die bis dato älteste erhaltene schriftliche Quelle zu diesem Thema stammt aus dem alten Ägypten im 16. Jahrhundert v. Chr. Darin war bereits von den menschlichen Säften die Rede, lange bevor 1000 Jahre später in Griechenland die Vier-Säfte-Lehre aufkam. So ist für den griechischen Gelehrten Hippokrates (460–377 v. Chr.) die Menstruation „ein Abtropfen des Überflüssigen“, um mit den körpereigenen Säften wieder in Harmonie zu kommen.

Die heilende Wirkung des Menstruationsblutes wird bereits im alten Ägypten in zahlreichen medizinischen Rezepten festgehalten. Darin steht geschrieben, dass Brüste, denen es an Elastizität mangelt, „mit Menstruationsblut bestrichen“ werden sollten, auch Bauch und Hüften sollten damit eingerieben werden. Darüber hinaus wurde das Blut der Periode als Salbe für Neugeborene zum Schutz gegen Dämonen angerührt.

Nicht immer war das Menstruationsblut jedoch hoch angesehen, hat sich doch sein Ruf in den letzten 2000 Jahren eher ins Negative gewandelt. So wird im christlichen Glauben die Menstruierende als unrein und sündig gebrandmarkt, auch wurde behauptet, dass ihr Menstruationsblut giftige Wirkung besäße.

Sogar der Medicus und Phytotherapeut Paracelsus (1493–1541) hält fest: „Es gibt kein Gift in der Welt, das schädlicher ist als das menstruum.“ Es sei die Ursache von Syphilis, Lepra und Pest.

Pflanzenwelt

Ackerschachtelhalm
Angelika
Baldrian
Basilikum
Brennnessel
Eberraute
Fenchel
Frauenmantel
Gänsefingerkraut

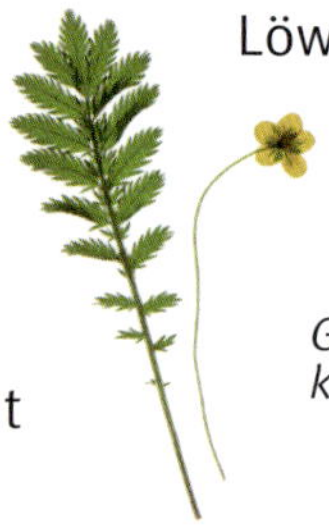

Gänsefingerkraut

Hirtentäschel
Kamille
Lavendel
Löwenzahnwurzel

Mädesüß
Majoran
Meerrettich
Melisse
Mönchspfeffer
Muskatellersalbei
Mutterkraut
Pestwurz
Petersilie

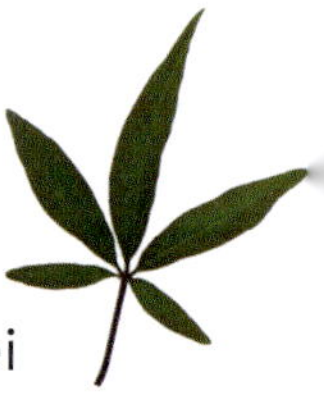

Mönchspfeffer

Pfefferminze
Ringelblume
Salbei
Schafgarbe
Schlüsselblume
Taubnessel
Tausendgüldenkraut
Traubensilberkerze
Vogelmiere
Wacholder
Weidenrinde
Weinraute
Wermut

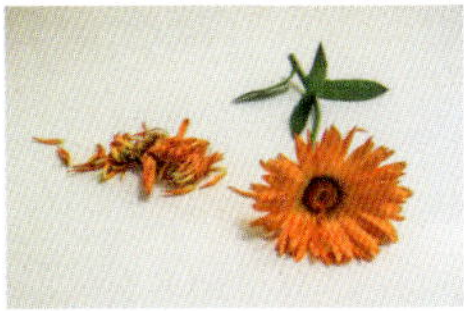

Ringelblume

Rezepte

ALLGEMEINE MENSTRUATIONSBESCHWERDEN

Tausendgüldenkraut-Tee

1 EL Tausendgüldenkraut
200 ml heißes Wasser

Den Tee 5 Minuten ziehen lassen, dann schluckweise trinken.

Die Bitterstoffe regen den Stoffwechsel an und helfen bei Menstruationsbeschwerden.

Petersilie

½ Bund Petersilie
200 ml Wasser

Petersilie und Wasser wie einen Tee aufbrühen und nach dem Abseihen schluckweise trinken.

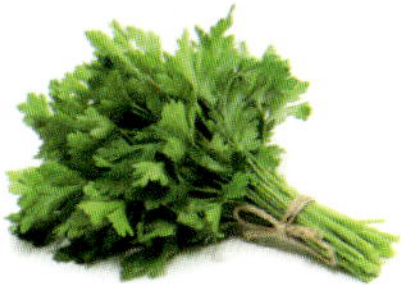

Petersilie

WISSEN: *Die Petersilie ist als Heilpflanze relativ unbekannt. Ihr hoher Vitamin-C-Gehalt wirkt jedoch belebend, sie wirkt leicht harntreibend und förderlich auf Niere und Blase.*
Eine besonders ausgeprägte Wirkung hat die Petersilie auf die Fortpflanzungsorgane der Frau. Sie fördert die Menstruation und lindert Menstruationsbeschwerden.

Wacholdertee

3–4 Wacholderbeeren
200 ml heißes Wasser

Die Beeren andrücken und in heißem Wasser ca. 10 Minuten leise köcheln lassen. Abseihen und schluckweise trinken.

Der Tee fördert die Durchblutung der Unterleibsorgane und wirkt somit auch positiv bei Menstruationsbeschwerden.

Meerrettich-Elixier

2 TL Meerrettich, gerieben
250 ml Rotwein

Die Wurzel reiben, den Wein erwärmen und den Meerrettich mit warmem Wein aufgießen. Nach dem Abkühlen schluckweise trinken.

Hirtentäschel-Tee

2 TL Hirtentäschel
200 ml heißes Wasser

Das Kraut aufgießen, 10–15 Minuten ziehen lassen, dann durch ein Teesieb abseihen. Dreimal täglich eine Tasse trinken.

Hirtentäschel gilt als bekanntes Frauenkraut und wird seit jeher als Heilkraut bei Abweichungen der Regelblutung eingesetzt.

Hirtentäschel-Tropfen

1 Handvoll Hirtentäschel
250 ml Alkohol (38 %)

Kraut mit Alkohol ansetzen und 4–6 Wochen gut verschlossen an einem hellen Ort ziehen lassen. Anschließend abseihen. Bei Bedarf 2- bis 3-mal täglich 15 bis 25 Tropfen einnehmen.

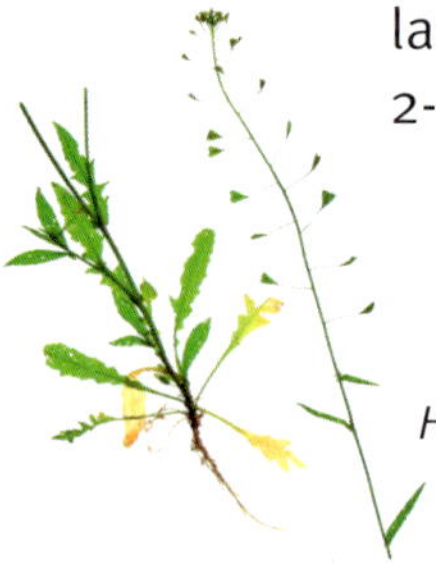

Hirtentäschel

Hirtentäschel-Umschlag

2 EL Hirtentäschel
150 ml Wasser

Hirtentäschel mit heißem Waser aufkochen und 10 Minuten zugedeckt ziehen lassen.

Mit dem lauwarmen Aufguss ein Tuch tränken und als Umschlag um den Bauch legen. Evtl. mit einem weiteren Tuch fixieren.

Hirtentäschel wirkt blutungshemmend.

TIPP: *Der Aufguss kann auch für ein Sitzbad verwendet werden.*

Sitzbad mit Ackerschachtelhalm

8 EL Ackerschachtelhalm
500 ml heißes Wasser

Das Kraut mit heißem Wasser mindestens 15 Minuten köcheln lassen, dann abseihen und den Absud in ein Sitzbad mit 8 Litern warmem Wasser zugießen. Darin für 20 Minuten entspannt baden und immer wieder etwas warmes Wasser nachfüllen.

Dost-Tinktur

1 Handvoll Dost
300 ml Korn (38 %)

Dost mit Alkohol für 4 Wochen ansetzen, danach abseihen.

Bei unregelmäßiger Menstruation 10–20 ml täglich einnehmen.

Ansonsten wird Dost in der Heilkunde übrigens hauptsächlich als Tee verwendet.

TIPP: *Die Tinktur kann auch als Hustentropfen eingesetzt werden!*

Vanilletinktur

1 Vanilleschote
60 ml Weingeist

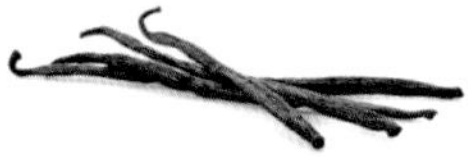

Vanilleschoten

Die Schote mit einem scharfen Messer öffnen und das Mark herauskratzen. Die Schote fein hacken und zusammen mit dem Mark für 2 Wochen im Weingeist ansetzen.

Die Tinktur eignet sich bei Menstruationsbeschwerden schwacher, anämischer Mädchen. Bei Bedarf 20 bis maximal 50 Tropfen einnehmen.

Ringelblumen-Tee

1 TL Ringelblumenblüten
150 ml heißes Wasser

Die Blüten mit Wasser aufbrühen und zugedeckt 4–5 Minuten ziehen lassen.

Bei Menstruationsbeschwerden mehrmals täglich eine Tasse davon trinken.

Bewährte Teemischungen bei starker Menstruation

2 TL Hirtentäschel
1 ½ TL Frauenmantel
1 ½ TL Schafgarbe
1 TL Engelwurz
1 ½ TL Vogelknöterich
20 g Brennnessel

Die Mischung mit heißem Wasser überbrühen und 5 Minuten ziehen lassen.

10 g Frauenmantel
10 g Hirtentäschel
10 g Schafgarbe
10 g Blutwurz

1 EL von der Mischung mit 250 ml kaltem Wasser aufgießen, 1 Stunde ziehen lassen und dann kurz aufkochen.

20 g Brennnessel
15 g Schafgarbe
15 g Pfefferminze
7 g Tausendgüldenkraut

oder

20 g Rosmarin
25 g Beifuß
30 g Eisenkraut
25 g Frauenmantel
25 g Johanniskraut

1 EL von der Mischung mit 250 ml Wasser überbrühen und 5 Minuten ziehen lassen.

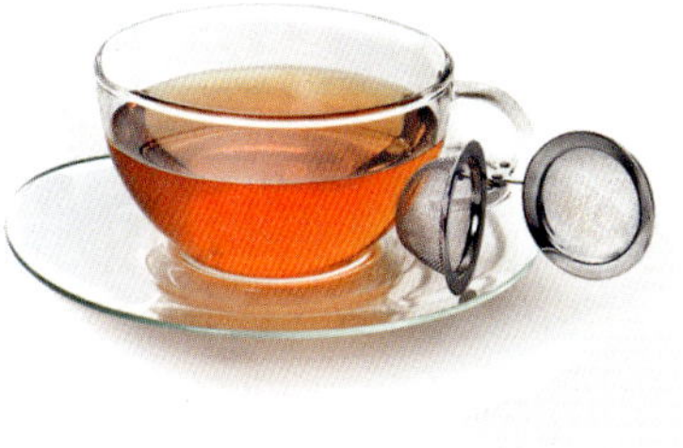

MENSTRUATIONSBEDINGTE KOPFSCHMERZEN

Pestwurz-Kur

7 g Pestwurz
(aus der Apotheke)
250 ml Wasser

Aus der getrockneten Wurzel einen Tee kochen und gut 10 Minuten sieden lassen.

Die Pestwurz gilt als altes Hausmittel bei krampfartigen Menstruationsbeschwerden mit Kopfschmerzen. Wird der Tee über einen längeren Zeitraum getrunken, kann er auch der Migränevorbeugung dienen.

KRÄMPFE

Quendeltee

1 TL Quendel
250 ml Wasser

Für den Tee Quendel mit Wasser aufbrühen. Ziehen lassen und anschließend schluckweise trinken.

Quendel-Sitzbad

5 EL Quendel
8–10 l Wasser

Quendel mit Wasser aufbrühen. Wenn das Wasser eine angenehme Temperatur erreicht hat, das Sitzbad mindestens 20 Minuten genießen. Danach einige Zeit ruhen.

WISSEN: *Besonders die Volksheilkunde beschreibt den Quendel als Frauenkraut. Er hilft den Zyklus zu regulieren und kann Menstruationskrämpfe lindern.*

TIPP: *Statt Quendel kann auch Kamille auf die gleiche Weise angewendet werden. Sie enthält Bisabolol und wirkt dadurch ebenfalls krampflösend.*

Kamillenöl

1 Teil frische Kamillenblüten
4 Teile Olivenöl

Blüten und Öl in ein Schraubglas füllen, 2 Wochen ziehen lassen und anschließend abseihen, dabei die Kamillenblüten gut ausdrücken.

Bei Bauchschmerzen den gesamten Bauchbereich großzügig einreiben. Der Auszug wirkt krampflösend.

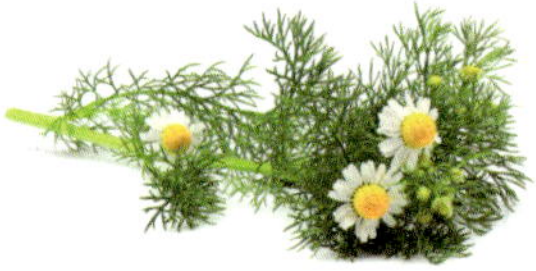

Kamille

Muskatellersalbei-Tee

1 TL Muskatellersalbei
150 ml heißes Wasser

Aus Salbei und Wasser einen Tee aufbrühen, ziehen lassen und schluckweise trinken.

Muskatellersalbei wurde in der Volksmedizin sowohl als Krampflöser wie auch als Schmerzstiller während der Menstruation eingesetzt.

Thymianmilch

Etwas frischer Thymian
1 Glas Milch

Frischen Thymian in einem Glas Milch erwärmen und schluckweise trinken.

Das Rezept ist hilfreich bei Krämpfen im Unterleib. Besonders die Volksheilkunde betrachtet den Thymian als wichtiges Frauenkraut. Durch seine krampflösenden Eigenschaften kann er Menstruationskrämpfe lindern, die Menstruation fördern und den Zyklus sanft regulieren.

Wärmetherapie mit Moorpackungen

100–200 g Moor
(aus Apotheke oder Reformhaus)

Je nach Schmerzradius das Moor in der Packung auf 45 °C erwärmen (beispielsweise über einem Topf mit warmem Wasser) und auf den schmerzenden Körperbereich auflegen.

Die Moorpackung mehrmals täglich auflegen.

Die Wärme fördert das Eindringen der Wirkstoffe in die Haut. Verkrampfte Muskelpartien und innere Gewebestrukturen entkrampfen sich. Auch bei PMS sind Moorpackungen hilfreich.

TIPP: *Eine Moorpackung kann mehrere Male wiederverwendet werden und wird dann kompostiert.*

Melissensirup

2 Bund Zitronenmelisse
1 kg Zucker nach Wahl
1 l Wasser

Zucker mit Wasser aufkochen, Melisse klein schneiden und für 2 Tage in das Zuckerwasser einlegen. Anschließend abseihen, in saubere Flaschen abfüllen und kühl lagern.

Bei leichten Krämpfen den Sirup in etwas warmem Wasser auflösen und trinken.

Melisse entkrampft die Unterleibsorgane und lindert Schmerzen während der Periode.

Liebstöckel-Auszug

1 Liebstöckelwurzel
300 ml Wasser, mit etwas Salz verrührt

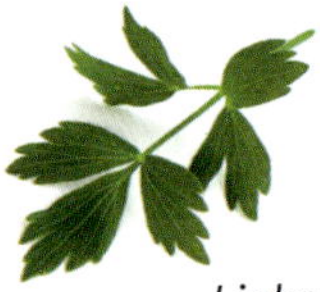

Liebstöckel

Die Wurzel klein schneiden, in Salzwasser kochen und wie eine Suppe essen.

Die getrocknete Wurzel vom Liebstöckel wird in der Volksmedizin bei schmerzhaften Menstruationsstörungen verwendet.

Krampflösende Teemischung

Zu gleichen Teilen
Gänsefingerkraut
Fenchel
Melisse
Schafgarbe
Passionsblume

Aus 1 EL der Mischung einen Tee bereiten, ziehen lassen und anschließend trinken.

Wärmeflasche

1 Wärmeflasche
Heißes Wasser
Decke

Die Wärmeflasche mit heißem Wasser füllen, auf den Bauch legen und mit einer Decke zudecken.

Bei krampfartigen Schüben kann die Muskulatur durch Wärmezufuhr entspannt werden.

Kolik-Öl

3 Tr ätherisches Melissenöl
3 Tr ätherisches Eukalyptusöl
50 ml Johanniskrautöl (Rotöl)

Alle Zutaten miteinander verrühren und den Unterbauch damit massieren. Das Öl kann noch mit Mandelöl verdünnt werden.

oder

5 Tr ätherisches Basilikumöl
5 Tr ätherisches Lavendelöl
10 Tr ätherisches Geranienöl
100 ml Johanniskrautöl

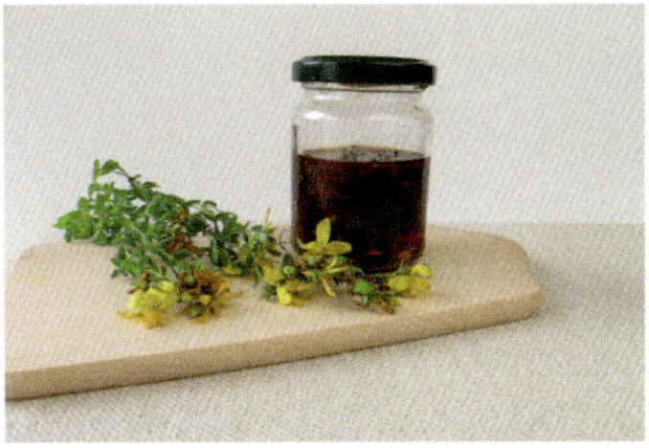

Gänsefingerkraut bei langanhaltenden Krämpfen

5 g Gänsefingerkraut
200 ml heißes Wasser

Das Kraut mit Wasser aufkochen und 5–8 Minuten auf dem Herd ziehen lassen.

Gänsefingerkraut hat erwiesenermaßen leicht antidysmenorrhoische Wirkung, wirkt also regulierend.

VORSICHT: *Nicht mehr als 5 g, also 1 Tassenmenge pro Tag, anwenden.*

ZUR FÖRDERUNG DER MENSTRUATION

Kalmus-Sitzbad

3–4 EL getrocknete Kalmuswurzel (aus der Apotheke)
5 l heißes Wasser

Die Wurzel im heißen Wasser aufkochen, abseihen und die Abkochung einem Sitzbad zugießen. Mindestens 20 Minuten darin baden.

Rosmarintee

1 EL Rosmarin
250 ml heißes Wasser

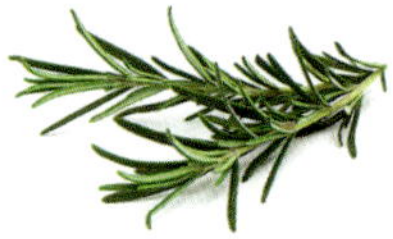

Rosmarin

Rosmarin in Wasser gut 10 Minuten leise köcheln lassen, abseihen und schluckweise trinken.

Der Tee kann ausbleibende Periodenblutungen auslösen und Menstruationskrämpfe lindern.

Teemischung zur Förderung der Menstruation

Zu gleichen Teilen
Schafgarbe
Frauenmantel
Weinraute
250 ml heißes Wasser

Aus allen Zutaten einen Tee aufbrühen, einige Minuten ziehen lassen, dann abseihen und trinken.

PMS (PRÄMENSTRUELLES SYNDROM)

Das sogenannte PMS tritt meist mit markanten Merkmalen auf: Typisch sind Heißhungerattacken, starker Appetit auf Süßigkeiten, ziehende, schmerzende Brüste, Unterleibsschmerzen sowie Übelkeit, Völlegefühl und Blähungen. Betroffene sind vermehrt nervös, gereizt und ängstlich, und das zuweilen auch für ihr Gegenüber.

PMS-Tee

1 TL Kamille
1 TL Schafgarbe
1 TL Frauenmantel
300 ml heißes Wasser

Die Mischung mit Wasser überbrühen und gut 5 Minuten ziehen lassen. Dann abseihen und trinken.

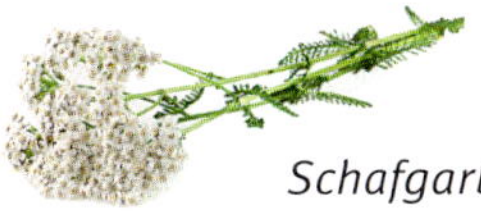

Schafgarbe

TIPP: *Beim prämenstruellen Syndrom kann eine Teekur hilfreich sein. Dazu eine Woche vor dem voraussichtlichen Beginn der Menstruation 2 Tassen täglich trinken.*
Zusätzlich kann die Mischung als Bad oder Spülung eingesetzt werden.

Muskatellersalbei-Honig

3 Tr ätherisches Muskatellersalbeiöl
3 TL Honig

Honig mit dem ätherischen Öl verrühren und die Mischung über den Tag verteilt einnehmen.

Dieses Rezept ist hilfreich bei übermäßigem Schwitzen oder bei Schwächezuständen.

Kopfschmerz-Öl

2 Tr ätherisches Pfefferminzöl
1 TL neutrales Speiseöl

Ätherisches Öl mit Speiseöl verrühren und bei beginnenden Kopfschmerzen mehrmals an den Schläfen auftragen.

Mönchspfeffergeist

5 EL Mönchspfeffer (aus der Apotheke)
150 ml Weingeist (94 %)

Die Mönchspfefferkörner leicht andrücken und für 10 Tage im Weingeist ansetzen. Danach filtern und in dunkle Flaschen füllen. Bei Bedarf täglich 5–10 Tropfen einnehmen. Alternativ das gesamte Rezept mit 150 ml Wasser und 5 EL Honig verdünnen und täglich 1 Esslöffel davon einnehmen.

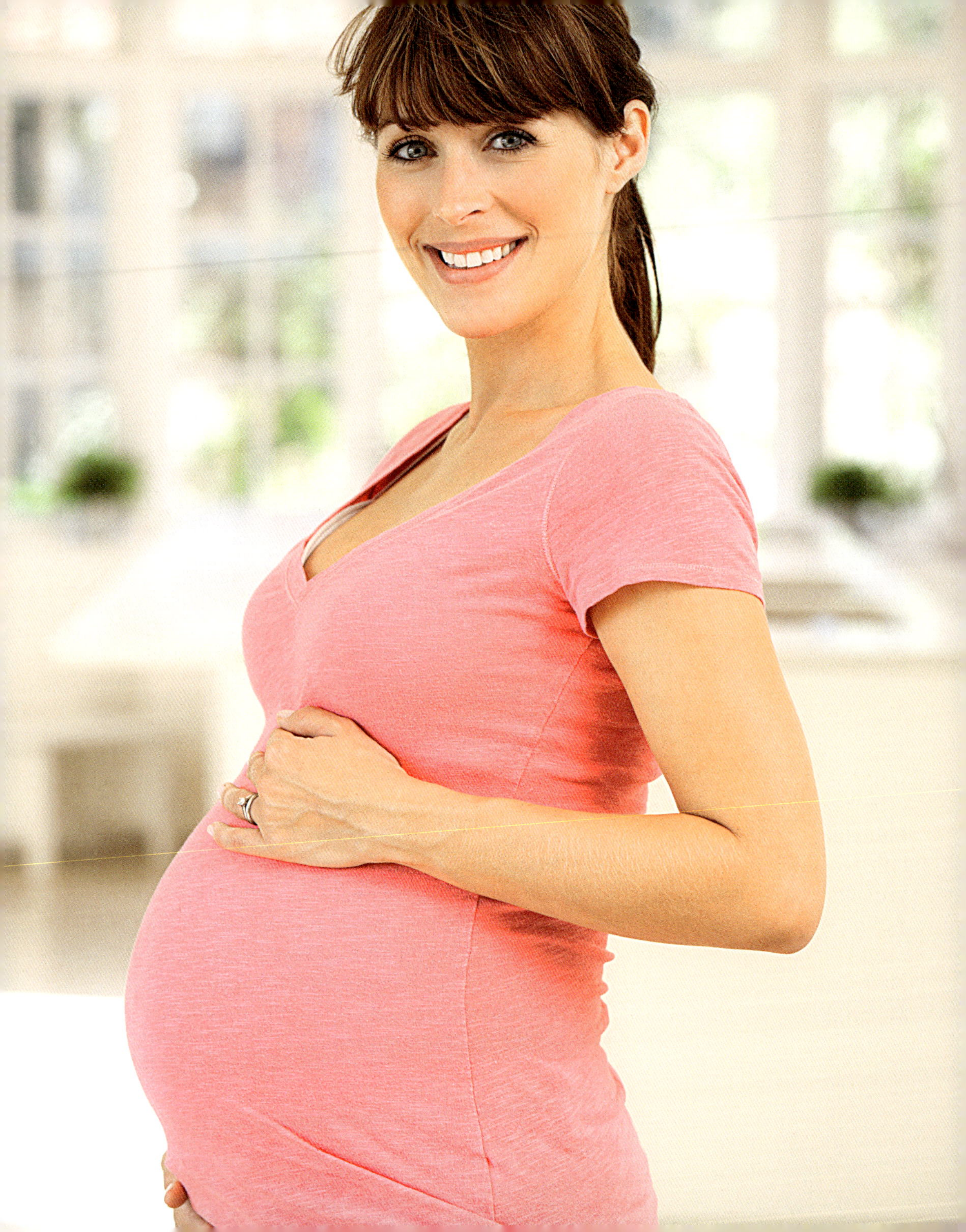

Schwangerschaft

Info

Egal, wie sie verläuft: Die Schwangerschaft ist ein neunmonatiges Abenteuer für die werdende Mutter. Sie wird von Anfang an unterschiedlich wahrgenommen. Das beginnt häufig schon damit, dass manche Frauen relativ früh erkennen oder vermuten, schwanger zu sein, während die anderen sich erst nach Ausbleiben der Regelblutung medizinische Bestätigung holen.

Auch die typischen Anzeichen sind unterschiedlich stark ausgeprägt und können verschieden wahrgenommen werden, darunter Müdigkeit, Übelkeit am Morgen und zum Teil tagsüber, verändertes Geruchs- und Geschmacksempfinden und verstärkter Harndrang. Sie alle sind untrügliche Zeichen dafür, dass nun eine große Veränderung ansteht.

Ab dem dritten Monat beginnt der Bauch zu wachsen, Brüste, Haut und Haare erhalten durch den erhöhten Östrogenspiegel eine regelrechte Verjüngungskur und nicht selten können sich werdende Mütter über vollere Haarpracht, einen schönen Teint und – wenn die ersten Beschwerden abgeklungen sind – ein neues Hochgefühl freuen.

Die Brüste stellen sich bereits auf die zukünftige Milchproduktion ein und werden häufig auch größer. Das Gefühl, „weiblicher" zu sein, lässt viele Frauen den unangenehmeren Teil der Schwangerschaft leichter ertragen.

Im Verlauf der Schwangerschaft können weitere Nebenwirkungen auftreten. Dazu zählen Darmträgheit und Verstopfung, teils übermäßige Gewichtszunahme, Rückenschmerzen, Schwitzen, Übelkeit, Heißhunger, Ödeme, Sodbrennen, „eingeschlafene" Arme und Beine, Krampfadern und Hämorrhoiden sowie erhöhter Puls mit niedrigem Blutdruck.

Heute ermöglichen es regelmäßige gynäkologische Untersuchungen, die Entwicklung der Schwangerschaft zu kontrollieren und Begleitbeschwerden zu behandeln. Über Jahrtausende jedoch waren Frauen sich in dieser Zeit selbst überlassen. Hilfe gab es von den eigenen Müttern und deren Erfah-

rungsschatz und natürlich auch vonseiten der Kräuterfrauen, die zumeist als Hebammen tätig waren. Sie wussten, welche Kräuter in der Schwangerschaft verabreicht werden können und welche nicht. Werdende Mütter haben sich auf ihren Rat verlassen.
Heutzutage ist dieses Wissen nicht mehr so präsent, und viele junge Frauen sind unsicher. Tatsache ist, dass die Wirkung der Kräuter nicht unterschätzt werden sollte. Manche können beispielsweise wehentreibend wirken oder Fehlgeburten fördern. Daher stehen viele Pflanzen für diese Zeit auf der „schwarzen Liste" oder werden nur eingeschränkt empfohlen.

Geschichte

Aus der Zeit der Antike stammen zahlreiche Hinweise auf die erotisierende Wirkung diverser Samenpflanzen, wie beispielsweise der Brennnessel. Dabei ging es nicht nur darum, attraktiv und potent zu sein, sondern auch kräftige Nachkommenschaft zu zeugen.
Griechen und Römer empfahlen etwa, süßen Brennnessel-Wein mit Zwiebeln, Pfeffer und Eigelb zu trinken.
Bei den Germanen war die Brennnessel Donar geweiht, dem Gott der Vegetation, der Zeugung und der Fruchtbarkeit. An speziellen Tagen aß man Speisen aus Nesseln, um dem Gott zu huldigen und ihn für Potenz und Fortpflanzung gnädig zu stimmen.
Dichter und mündliche Überlieferungen berichten seit dem späten Mittelalter über die Kraft der Brennnessel. Man beschrieb sie als lustbringend und libidofördernd. Junge Mädchen wurden auf Betten geworfen, die mit Brennnesseln gefüllt waren, und ihre Waden wurden damit gepeitscht, um die Durchblutung und somit auch die Fruchtbarkeit anzuregen.

Pflanzenwelt

Anis
Breitwegerich
Brennnessel
Eisenkraut
Engelwurz
Fenchel
Frauenmantel
Goldrute
Hainbuche

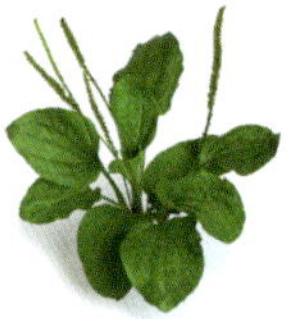

Breitwegerich

Himbeere
Hirtentäschel
Holunder
Hopfen
Johannisbeere
Johanniskraut
Kamille
Lavendel
Mädesüß
Melisse
Minze
Mönchspfeffer
Mutterkraut
Nachtkerze
Quendel
Ringelblume
Passionsblume
Saathafer
Schafgarbe
Schlangenknöterich
Steinklee
Stieleiche
Taubnessel
Thymian
Traubensilberkerze
Weißbirke
Weißdorn
Zinnkraut

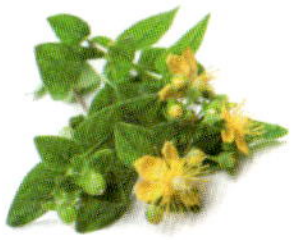

Johanniskraut

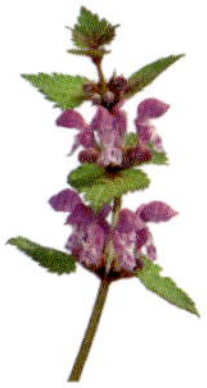

Taubnessel

*Pflanzen, die **nicht** bzw. **nicht in größeren Mengen** während der Schwangerschaft eingenommen werden sollten (mit der Nahrung aufgenommene Küchenkräuter sind jedoch unbedenklich):*

Alant
Arnika
Bärentraube
Bärwurz
Beifuß
Berberitze
Betonie
Bilsenkraut
Blutwurz
Brunnenkresse
Chinarinde
Damiana
Efeu
Estragon
Färberginster
Faulbaumrinde
Greiskraut
Gundelrebe
Herzgespann
Huflattich
Ingwer
Johanniskraut
Kampfer
Kardamom
Küchenschelle
Kümmel
Liebstöckel
Majoran
Mistel
Oregano
Petersilienwurzel
Pfingstrose
Poleiminze
Rainfarn
Raute
Rhabarberwurzel
Rapontikrhabarber
Rosmarin
Safran
Salbei
Sanddorn
Schöllkraut
Sennesblätter
Sonnenhut
Speiklavendel
Steinklee
Süßholzwurzel
Teebaum
Tigerlilie
Veilchen
Wacholderbeeren
Walnussblätter
Zimt
Zinnkraut

Während der Schwangerschaft wird von der Verwendung von zahlreichen ätherischen Ölen ***abgeraten:***

Anis	*Majoran*	*Rosmarin*
Basilikum	*Melisse*	*Schopflavendel*
Bay	*Minze*	*Thymian*
Bohnenkraut	*Muskat*	*Verbena*
Eisenkraut	*Muskatellersalbei*	*Wacholder*
Estragon	*Myrrhe*	*Ysop*
Fenchel	*Nelke*	*Zedernholz*
Gewürznelke	*Oregano*	*Zimt*
Ingwer	*Petersilie*	*Zistrose*
Kampfer	*Pfefferminze*	

Rezepte

ÜBELKEIT UND ERBRECHEN

Übelkeit am Morgen ist ein typischer unangenehmer Begleiter in den ersten Schwangerschaftsmonaten, meist bedingt durch einen niedrigen Blutzuckerspiegel. Daher empfiehlt es sich, regelmäßig über den Tag verteilt kleine Portionen zu sich zu nehmen und Kräutertee zu trinken.
Übelkeit am Nachmittag kann auch daher rühren, dass das Baby im Uterus nach Raum verlangt und beim Größerwerden auf den Magen drückt.
Übrigens: Eine Garantie für die Wirkung der folgenden Mittel gibt es nicht – die Reaktion auf Gerüche und Geschmack ist sehr individuell. Der beste Hinweis ist die Geruchsprobe: Die Nase entscheidet, ob ein Mittel eher Übelkeit hervorruft oder sie lindert.

Morgentee

1 TL Zitronenmelisse
1 TL Kamille
1 Msp Anis ganz
1 EL Honig
250 ml Wasser

Anissamen andrücken und aus Anis, Kräutern und Wasser einen Tee bereiten. 8 Minuten zugedeckt ziehen lassen, dann abseihen und Honig einrühren.

Morgens eine Tasse davon trinken.

Himbeerblättertee

2 TL Himbeerblätter
200 ml kochendes Wasser

Himbeerblätter mit kochendem Wasser übergießen und 5 Minuten zugedeckt ziehen lassen. Dann abseihen.

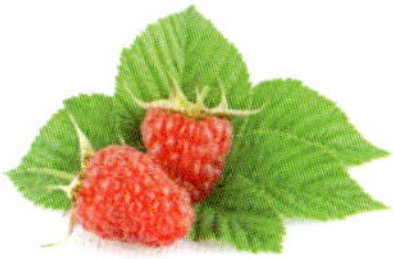

Himbeerblätter

Essigwasser

250 ml Wasser
1 EL Essig oder Zitronensaft

Essig oder Zitronensaft mit Wasser verrühren und schluckweise trinken.

Dufttuch zur Aromatherapie

1 Tr ätherisches Kamillenöl
1 Tr Mandarinen-, Neroli- oder Zitronenöl
1 Stofftuch

Die Öle auf ein Stofftuch tupfen und über den Tag hinweg inhalieren.

TIPP: *Nicht jeder Duft ist für jede Nase geeignet. Am besten probieren Sie in der Apotheke oder im Reformhaus Duftproben der jeweiligen Öle aus. Vielleicht tun Ihnen eher Zitrusfrüchte gut, vielleicht aber auch eher erdige Noten wie Bergamotte.*

KOPFSCHMERZEN

In erster Linie wirken hier Ruhe, kühle Auflagen auf der Stirn und vielleicht auch abgedunkelte Räume. Tees können jedoch zusätzlich helfen, lästige Kopfschmerzen zu lindern.

Kamillentee

2 TL Kamille
250 ml Wasser

Die Blütenköpfe mit kochendem Wasser übergießen und zugedeckt 3–5 Minuten ziehen lassen.

Kamille wirkt nachweislich beruhigend, schmerzlindernd und krampflösend. Sie hilft bei Kopfschmerzen und Übelkeit. Die Kamille ist eine anerkannte Arzneipflanze und wird auch in der Pharmazie verwendet.

Mädesüßtee

1 TL Mädesüß
250 ml Wasser

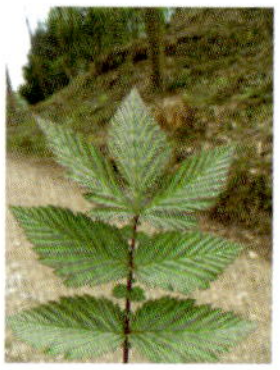

Mädesüß

Aus Mädesüß und heißem Wasser einen Tee bereiten, 5 Minuten ziehen lassen, abseihen und trinken.

Das ätherische Öl der Blüten enthält die entzündungshemmende Salicylsäure und bietet damit die pflanzliche Alternative zu Aspirin.

Helmkrauttee

2 TL Helmkraut
250 ml Wasser

Das Kraut mit kochendem Wasser übergießen und zugedeckt 5 Minuten ziehen lassen, dann abseihen. Helmkraut wirkt krampflösend, beruhigt und hilft gegen Spannungskopfschmerzen.

Augentrosttee

2 TL Augentrost
250 ml Wasser

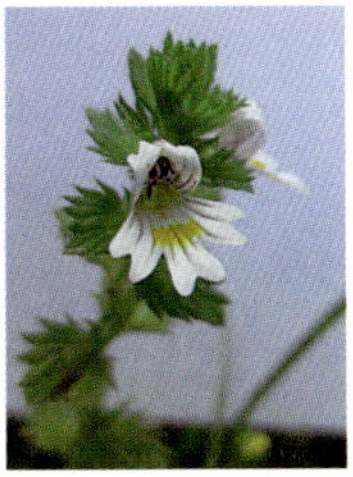

Augentrost

Augentrost mit kochendem Wasser übergießen und zugedeckt 7–10 Minuten ziehen lassen, dann abseihen.

Der Tee wirkt bei Kopfschmerzen, die mit Lichtempfindlichkeit einhergehen.

Der unscheinbare Augentrost gilt in der Naturheilkunde als wirksames Breitbandantibiotikum. Er verdankt seine Wirkung dem Inhaltsstoff Aucubin, der auch in Spitzwegerich enthalten ist.

VERÄNDERUNGEN DER HAUT

Mit der hormonellen Umstellung in der Schwangerschaft verändert sich auch das Hautbild. Dabei berichten werdende Mütter einerseits von Akne, andererseits von trockener, juckender Haut, aber auch von Neurodermitis und Schwangerschaftsstreifen.

Allgemeiner Hauttee

Zu gleichen Teilen
getrocknete Gänseblümchen
Stiefmütterchenkraut
Ringelblumenblüten

2 TL der Mischung mit 250 ml Wasser aufkochen und zugedeckt 5 Minuten ziehen lassen, dann abseihen.

Der Tee fördert ganz allgemein den Stoffwechsel und die Durchblutung der Haut.

Spitzwegerich-Gesichtswasser bei Akne und unreiner Haut

1 Handvoll Spitzwegerich
2 EL Ringelblumenblüten
2 EL grüner Tee
350 ml Wasser
1 EL Honig
20 ml Weingeist (95 %)

Kräuter mit Wasser überbrühen und auskühlen lassen. Anschließend 1 TL Honig und den Weingeist einrühren. Am nächsten Tag abseihen und auf die Haut auftragen.

Efeu-Gesichtswasser bei Akne

1 Handvoll getrocknete Efeublätter
250 ml Wasser
1 TL Hamameliswasser
3 Tr Bergamottenöl

Efeu mit Wasser aufkochen und zugedeckt 15 Minuten ziehen lassen. Auskühlen lassen, abseihen und dann Hamameliswasser und Bergamottenöl beigeben.

Das fertige Gesichtswasser an den betroffenen Stellen auftragen.

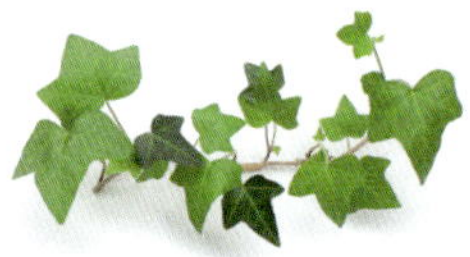

Efeu

Efeu-Gesichtsmaske bei Akne

2 EL Efeublätter
200 ml Wasser
50 g Heilerde

Efeu mit Wasser aufkochen und 15 Minuten ziehen lassen. Abseihen und die Heilerde unterrühren, bis eine dicke Paste entsteht.

Die Paste auf die Haut auftragen, nach 25 Minuten mit lauwarmem Wasser abspülen.

Veilchenbad

5 EL Veilchen
1 l kaltes Wasser

Blüten in kaltem Wasser für 50 Minuten ansetzen. Inzwischen Badewasser für ein Vollbad einlassen. Den Veilchensud abseihen und ins Badewasser zugeben.

Er macht die Haut zart und geschmeidig.

Veilchen enthält Salicylglykoside und ist ein altes Hausmittel bei Ekzemen, Windeldermatitis, Schorf und gesteigerter Talgproduktion (seborrhoischen Hauterkrankungen).

Lungenkrautspülung

2 TL Lungenkraut
200 ml kochendes Wasser

Kraut mit kochendem Wasser übergießen und 10 Minuten ziehen lassen, dann abseihen. Die betroffenen Hautstellen mit dem Sud waschen.

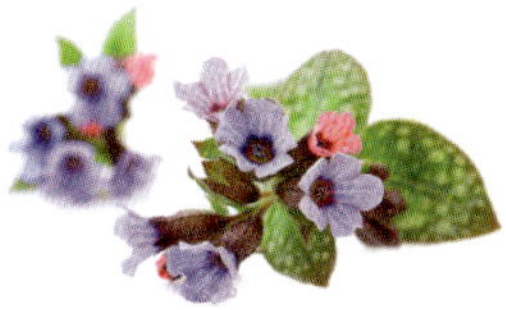

Lungenkraut

Schafgarbenbad

4 Handvoll Schafgarbenkraut
1 l Wasser

Schafgarbe in Wasser aufkochen, nach 15 Minuten abseihen und den Sud in ein Vollbad zugießen. Ausgiebig baden, dann abtrocknen und die Haut am besten mit Ringelblumenöl einreiben.

Anti-Akne-Öl

5 Tr ätherisches Geraniumöl
10 ml Mandelöl

Beide Öle vermischen und die betroffenen Hautstellen damit betupfen.

Teebaumölmischung

4 Tr ätherisches Teebaumöl
3 Tr ätherisches Bergamottenöl
3 Tr ätherisches Lavendelöl
20 ml Mandelöl

Alle Öle miteinander vermischen und auf die betroffenen Stellen auftragen.

Spitzwegerichsalbe bei juckender Haut

2 Handvoll frische Spitzwegerichblätter
300 ml neutrales Pflanzenöl
30 g Bienenwachs

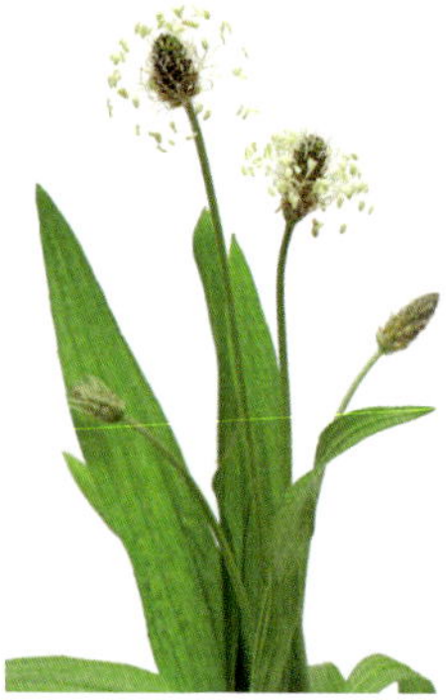

Spitzwegerich

Spitzwegerich klein schneiden und zusammen mit dem Öl auf dem Herd für 3 Stunden auf kleinster Stufe ziehen lassen. Anschließend abseihen und im Wasserbad das warme Öl in das Bienenwachs einrühren. So lange rühren, bis eine homogene Masse entsteht. Diese kann in kleine Salbendosen abgefüllt werden.

Spitzwegerich ist eine hilfreiche Heilpflanze bei juckender Haut und überdies in großen Mengen an Wegrändern zu finden.

Ringelblumenöl gegen wunde Haut

1 EL Ringeblumenblüten 60 ml neutrales Speiseöl	Blüten in Öl einlegen und mindestens 2 Tage oder bis zur Anwendung in der Sonne ziehen lassen. Dann, ohne die Blüten abzuseihen, direkt anwenden. Nach Bedarf das Öl auf die wunde Haut auftragen.

TIPP: *Übriges Öl kann auch für den Salat verwendet werden!*

ÖDEME

Wassereinlagerungen in den Beinen bzw. Füßen und an den Händen – sogenannte periphere Ödeme – sind typische „Nebenwirkungen“ einer Schwangerschaft und machen etwa 80 % aller Schwangeren zu schaffen.
Es handelt sich dabei um körperliche Reaktionen auf die gesteigerte Bildung des Hormons Östrogen, die vermehrt im letzten Schwangerschaftsdrittel auftreten. Durch das erhöhte Blutvolumen kommt es zum Venenstau mit erhöhter Wassereinlagerung im Gewebe. Die Folge sind teils schmerzvolle Spannungen der Haut.

Wacholder-Fußbad

10 Tr ätherisches Wacholderöl Heißes Wasser nach Bedarf 1 TL Salz	Wacholderöl und Salz ins warme Wasser zugeben und mindestens 15 Minuten ein Fußbad nehmen.

Entwässerungstee

1 TL Ackerschachtelhalm
1 TL Brennnessel
300 ml heißes Wasser

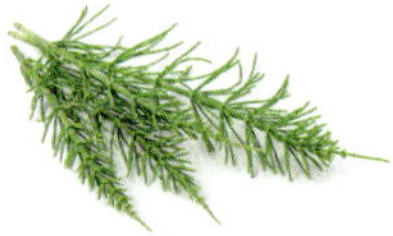

Ackerschachtelhalm

Kräuter mit heißem Wasser 15 Minuten leicht köcheln lassen, abseihen und schluckweise trinken.

Der Tee entwässert, ohne wehenfördernd zu wirken. Der Ackerschachtelhalm gilt aufgrund seines Gehalts an Kieselsäure als gewebestärkend. Er wird auch als Umschlag bei geschwollenen Beinen eingesetzt.

Kompressionsstrümpfe

Die Strümpfe sind modisch nicht der letzte Schrei, verhindern jedoch, dass sich zu viel Flüssigkeit im Gewebe ansammelt und es zu Spannungsschmerzen kommt. Zudem entlasten sie das Herz und damit den Blutdruck.

Lymphdrainage

Abhilfe bei Ödemen verschafft Bewegung. Ist dies nicht ausreichend, so sind Lymphdrainagen eine sanfte Form, das Gewebe anzuregen und die extrazelluläre Flüssigkeit abzutransportieren. Ein Muss für alle werdenden Mütter, die unter geschwollenen Armen und Beinen leiden.

VERSTOPFUNG

Der sich im Uterus entwickelnde Körper benötigt zunehmend Platz. In der Spätschwangerschaft bedeutet die Platznot für die Mutter eine träge Verdauung. Die Peristaltik des Darms bewältigt ihre Aufgabe nicht mehr ausreichend. Der Druck im Bauchraum auf den Darm lähmt ihn regelrecht und Mütter leiden unter einer chronischen Verstopfung.

Leinsamen

1 gestrichener EL Leinsamen ganz
100 ml Naturjoghurt

Leinsamen und Joghurt anrühren und über Nacht stehen lassen. Am folgenden Morgen einnehmen und dazu ein Glas Wasser trinken. Da die Wirkung gerade bei hartnäckiger Verstopfung etwas dauern kann, wird empfohlen, Leinsamen über mehrere Tage hinweg einzunehmen.

Die Schleimstoffe des Leins quellen und erhöhen das Stuhlvolumen, die unverdaulichen Ballaststoffe regen die Darmperistaltik an. Der Stuhlgang kommt langsam wieder in Schwung.

Dörrpflaumen

2 Stück getrocknete Pflaumen
Wasser oder etwas Joghurt

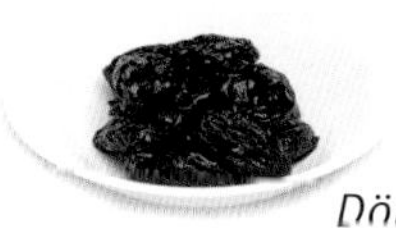
Dörrpflaumen

Die Trockenfrüchte grob schneiden und in Wasser oder etwas Joghurt einweichen. Täglich anwenden.

Trockenobst wirkt stuhlerweichend und beschleunigt den Stuhldrang. Achtung, es kann möglicherweise zu Gasbildung führen!

Kleie

1 EL Kleie (Dinkel-, Hafer-, Roggen- oder Weizenkleie)
100 ml Joghurt
Etwas Wasser

Kleie in Wasser und Joghurt einweichen. Die Ballaststoffe sowie der Milchzucker helfen bei träger Verdauung. Dazu immer ein Glas Wasser trinken!

SODBRENNEN

Heilerde

1 EL Heilerde
200 ml Wasser

Heilerde mit Wasser verrühren und die Mischung trinken.

WISSEN: *Ein wenn auch nicht wohlschmeckendes, so doch sehr effizientes Hausmittel, das durch die hohe Oberfläche der Heilerde und das enthaltene Kalziumkarbonat besonders säurebindend wirkt. Die Erleichterung stellt sich rasch ein.*

Milch

1 Glas Milch

Bei Sodbrennen etwas Milch trinken. Sie puffert die Magensäure und lindert somit den Schmerz.

Altbackenes Weißbrot

½ trockene Semmel oder
1 Scheibe Zwieback

Weißbrot lange kauen. Der alkalische Speichel neutralisiert die Magensäure.

Leinsamen gequollen

1–2 TL Leinsamen ganz
100 ml kaltes Wasser

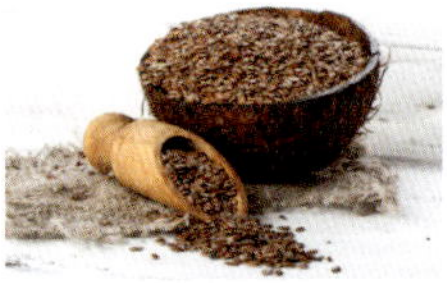

Leinsamen

Leinsamen leicht andrücken und im kalten Wasser ansetzen. Nach 20 Minuten hat sich ausreichend Schleim gebildet. Die Mischung trinken, ohne sie zu erwärmen.

Der Schleim nimmt die Säure auf, lindert die Schmerzen und das Brennen und kleidet die wunde Schleimhaut aus.

Mandeln

3–5 Mandelkerne oder
1 EL Mandelmus

Die Mandeln über längere Zeit kauen oder Mandelmus langsam im Mund zergehen lassen.

Honig

1 EL Honig

Honig langsam im Mund zergehen lassen. Er wird durch die warme Umgebung flüssig und gleitet die Speiseröhre hinab.

Wirksam sind die im Honig enthaltenen entzündungshemmenden Inhibine.

DAMMPFLEGE IN DER SCHWANGERSCHAFT

Massageöl

50 ml Johanniskrautöl
50 ml Weizenkeimöl
3 Tr ätherisches Muskatellersalbeiöl
1 Tr ätherisches Rosenöl

Alle Öle miteinander vermischen.

Einmal täglich den Damm mit 2–3 Tropfen davon massieren, um ihn elastisch und weich zu halten.

Lindenblüten-Sitzbad

1 Handvoll Lindenblüten
1 l Wasser

Die Blüten im Wasser kurz aufkochen, 10 Minuten ziehen lassen und abseihen. In eine große Schüssel gießen, mit 3 weiteren Litern Wasser auffüllen und darin ein Sitzbad nehmen.

Ab der 30. Schwangerschaftswoche kann das Bad 3- bis 4-mal täglich erfolgen, um das Gewebe auf die Geburt vorzubereiten.

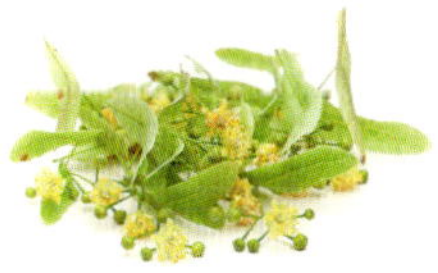

Lindenblüten

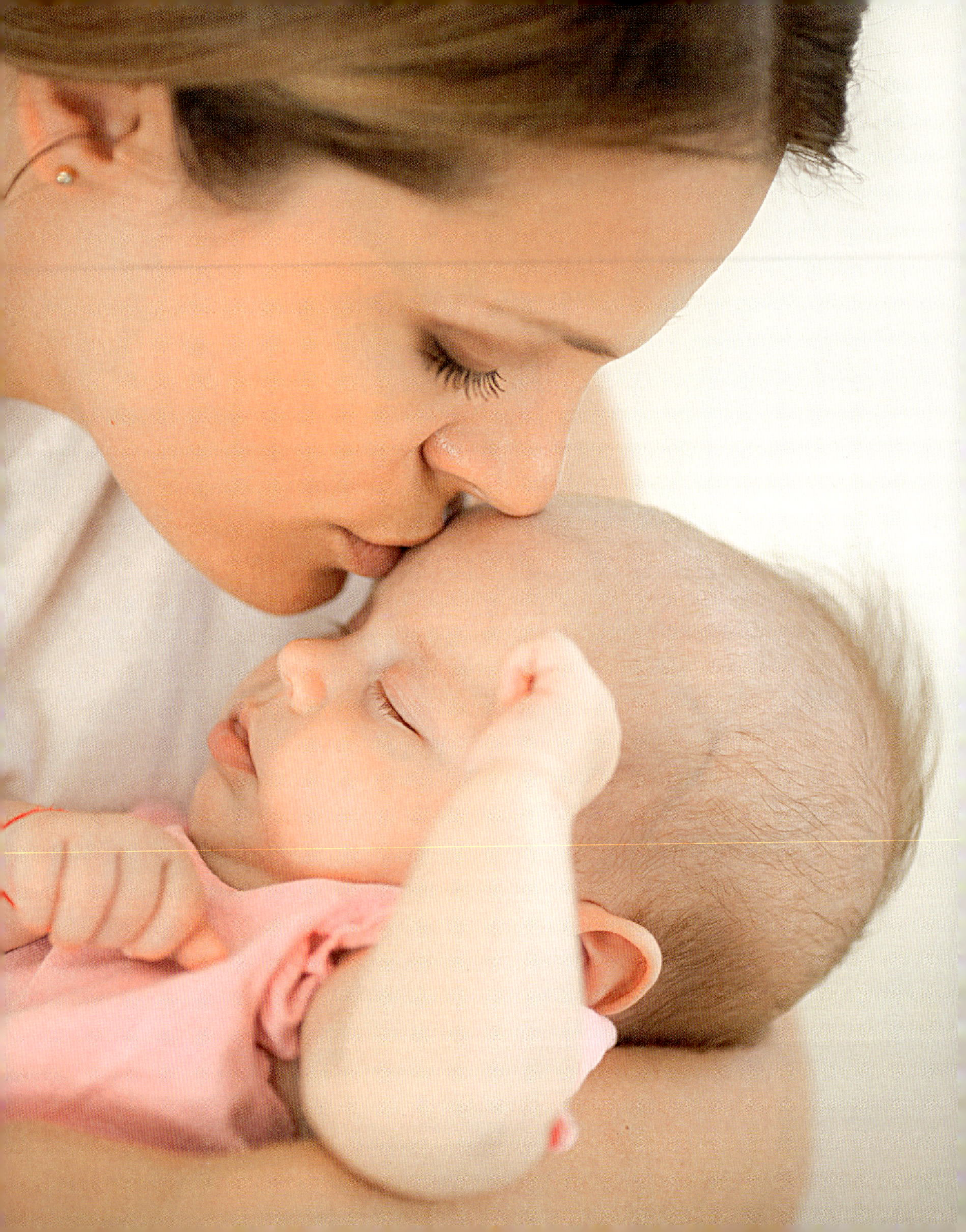

Vor und nach der Geburt

Info

Der Geburtstag ist ein Ereignis, das in Erinnerung bleibt – und eigentlich sollte ihn wohl die Mutter mindestens ebenso feiern wie in den folgenden Jahren das Kind.

Knapp neun Monate bzw. 40 Wochen über trägt sie den Nachwuchs im Bauch und bereitet sich auf das einschneidende – und in der Regel nicht schmerzfreie – Ereignis vor.

Der Geburtsvorgang beginnt mit der Verkürzung des Gebärmutterhalses und der Erweiterung des Muttermunds. Die sogenannten Wehen, die dann einsetzen, sind rhythmische Muskelkontraktionen der Gebärmutter. Mittels eines Wehenschreibers werden die Wehen über eine halbe Stunde gemessen. Mit fortschreitender Geburtsphase werden sie länger und häufiger. Wann die Fruchtblase platzt, ist bei jeder werdenden Mutter unterschiedlich.

Ist der Muttermund 10 cm weit geöffnet, ist dies ein Anzeichen für den Beginn der eigentlichen Geburt. Unterstützt von den Presswehen hilft die Mutter dem Baby dabei, das „Nest“ zu verlassen und sich aus dem Geburtskanal zu befreien. Auch hier sind Verlauf und Dauer individuell verschieden, selbst ein und dieselbe Frau kann mehrere Geburten ganz unterschiedlich erleben. Die Angaben reichen von 30 Minuten bis hin zu 24 Stunden. Die sogenannte Austreibungsphase ist für Mutter und Kind Schwerstarbeit und kann Spuren hinterlassen. Blutungen und Schmerzen begleiten das Geschehen, Einrisse am Damm können das Gewebe verletzen.

Spätestens drei Wochen vor dem errechneten Geburtstermin sollte sich die werdende Mutter mit speziellen Tees auf das Ereignis vorbereiten. Dazu werden seit jeher Frauenmanteltee oder Himbeerblättertee zur Stärkung der Gebärmutter empfohlen.

Auch lohnt es sich, schon vor der Geburt Mischtees mit Anis, Fenchel und Kümmel zur Anregung der Milchbildung zu trinken. Die Früchte der Dolden-

blütler wirken auch entspannend, falls bereits Krämpfe auftreten und die ersten Vorwehen einsetzen.
Ein altes Hausrezept ist auch das regelmäßige Einreiben des Damms mit Johanniskrautöl (Rotöl) als Vorbereitung auf die Geburt.

Geschichte

Über Jahrhunderte hinweg gehörten zu einer bevorstehenden Geburt zahlreiche Rituale. So galt es einerseits, sich vor dem „bösen Blick" und bösen Zaubern zu schützen, und andererseits das Kind beim Start ins Leben zu stärken.
Helferinnen bei der Geburt – meist die Kräuterfrauen der Gegend – sorgten dafür, dass der Geburtsraum frei von schädlichen Einflüssen war. Es wurde nicht nur geräuchert (meist mit Beifuß oder Johanniskraut) und das Bettstroh wurde mit frischen Kräutern versehen, sondern es wurden auch sämtliche Knoten an Schuhbändern oder Schürzen geöffnet, damit das Neugeborene sich nicht daran stoßen konnte.
Während der Wehen wurden Zaubersprüche gemurmelt, die werdende Mutter bekam Beifuß in die Hand, der den Schutz der Göttin Artemis (Schutzgöttin der Gebärenden) garantieren sollte. In mittelalterlichen Kräuterbüchern gilt der Beifuß als „ein sonderlich frawenkraut" und Geburtsbeschleuniger.
Wenn der neue Erdenbürger auf der Welt war, erhielt die junge Mutter u. a. Fenchelmilch. Sie diente nicht nur der Stärkung, sondern auch dazu, Insekten von der Wunde fernzuhalten.
Das Neugeborene wurde indessen gebadet, wobei man dem Bad Kräuter zugab. Um sich auch hier vor Zauber zu schützen, kochte man zuvor Eisenkraut (Verbena) aus. Es handelt sich dabei um ein wunderbares Heilkraut, das sich bei Geschwüren, Blutungen, Abszessen und dergleichen bewährt hat.
Das Badewasser des männlichen Nachkommen wurde – so erzählt die Geschichte – unter einem Apfelbaum, jenes der Mädchen unter einem Birnenbaum vergossen. Dies galt als Indikator für ein gesundes Leben: Wenn ein Baum verdorrte, so schloss man auf ein schlechtes Karma.

Pflanzenwelt

Angelika
Arnika
Augentrost
Brennnessel
Enzian
Frauenmantel
Gänseblümchen
Gänsefingerkraut
Gundelrebe
Himbeerblätter
Hirtentäschel
Johanniskraut

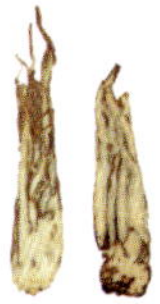

Angelika

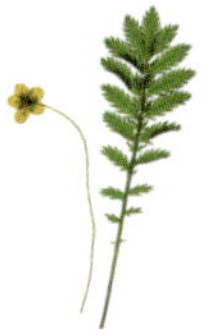

Gänsefingerkraut

Kamille
Kümmel
Labkraut
Melisse
Ringelblume
Rosskastanie
Ruprechtskraut (Geranium)
Schafgarbe
Spitzwegerich
Tausendgüldenkraut
Zinnkraut

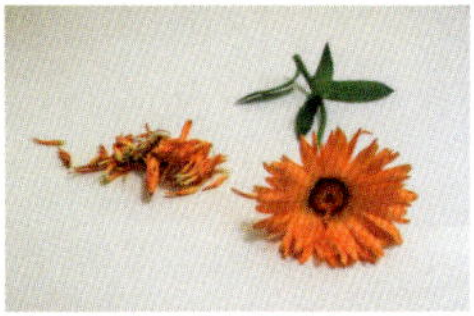

Ringelblume

Rezepte

Frauenmanteltee zur Geburtsvorbereitung und nach der Geburt

1 EL Frauenmantel
150 ml heißes Wasser

Frauenmantel und Wasser kurz aufkochen lassen und nach 5 Minuten abseihen.

Frauenmantel wird sowohl zur Geburtsvorbereitung wie auch im Wochenbett verabreicht. Gemäß der Volksheilkunde kräftigt er nach der Geburt das Bindegewebe, fördert die Rückbildung und sorgt für einen raschen Wundschluss, sodass Nachgeburtsblutungen schneller nachlassen. Er verbessert die Muttermilch.

Kümmelwasser bei Wehenschmerzen

1 TL Kümmelsamen
250 ml Wasser

Kümmel andrücken und in heißem Wasser mindestens 15 Minuten köcheln lassen. Abseihen und dann trinken.

Kümmelfrüchte lösen Gebärmutterkrämpfe und verringern so den Wehenschmerz, zudem lockern sie Gewebe und Gefäße und erleichtern damit den Geburtsvorgang.

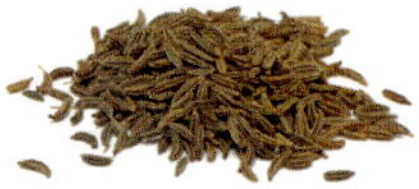

Kümmel

Geburtserleichterungs-Tee I

20 g Himbeerblätter
10 g Melisse
10 g Frauenmantelkraut
je 5 g Dillfrüchte, Fenchelfrüchte und Anis, angestoßen

Die Kräuter vermischen und mit 1 Tasse kochendem Wasser übergießen. 10–15 Minuten ziehen lassen, dann abseihen.

Spätestens 3 Wochen vor der Geburt täglich 2–3 Tassen trinken.

Die Erfahrungsmedizin berichtet von einer gewebsstärkenden Wirkung durch die in den Himbeerblättern enthaltenen Gerbstoffe. Die leichte hormonelle Wirkung führt dazu, dass Muttermund und Beckenboden elastischer und besser durchblutet werden, was Frauen bei der Geburt zugute kommt.

Geburtserleichterungs-Tee II

40 g Frauenmantel
20 g Gänsefingerkraut
20 g Melisse
10g Kümmel, angestoßen

1 EL der Mischung mit 150 ml kochendem Wasser übergießen und 10 Minuten ziehen lassen.

Bis zu 5 Tassen täglich trinken.

Gänseblümchen-Tinktur

1 Handvoll frische Gänseblümchenköpfe
200 ml Korn (38 %)

Blüten in einem Glas mit Alkohol 2 Monate ansetzen, und gut verschlossen an einem hellen Ort stehen lassen. Anschließend abseihen und in dunkle Flaschen abfüllen.

Kurz vor und nach der Geburt mit der Tinktur vorsichtig Bauch und Schritt einreiben. Dabei darauf achten, dass die Tinktur nicht an offene Stellen gelangt.

Gänseblümchen-Sitzbad nach der Geburt

5–7 Handvoll Gänseblümchen
200 ml Wasser

Die Blüten mit heißem Wasser aufbrühen, nach 10 Minuten abseihen und in ein Sitzbad mit warmem Wasser zugießen.

Wenn nach der Geburt möglich, etwa 20 Minuten ein Sitzbad nehmen.

WISSEN: *Das Gänseblümchen wird auch als „Arnika der Gebärmutter" bezeichnet, da es ihre Rückbildung nach der Geburt fördert, das Bindegewebe strafft und die Beckenmuskulatur kräftigt. Bei Quetschungen und Blutergüssen wird in der Volksmedizin auch frischer Pflanzenbrei aus Gänseblümchen aufgelegt.*

Hämorrhoiden-Sitzbad

50 g getrocknetes Hirtentäschelkraut
1 l Wasser

Kraut mit kochendem Wasser übergießen, 15 Minuten zugedeckt ziehen lassen, dann abseihen und in eine Schüssel mit warmem Wasser zugießen.

Über den Zeitraum der Beschwerden hinweg 1- bis 2-mal täglich ein Sitzbad von gut 20 Minuten nehmen.

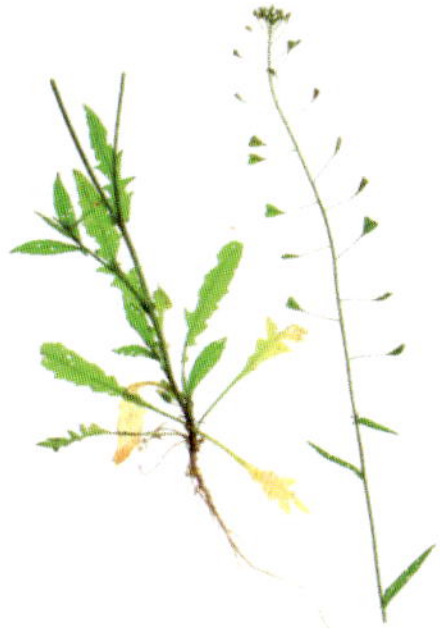

Hirtentäschel

Brennnessel bei Blut- bzw. Eisenverlust

Frische Brennnessel	Aus dem Brennnesselgrün einen Spinat zubereiten, es zu Smoothies verarbeiten oder als Tee trinken. Wichtig ist die Anwendung über einen längeren Zeitraum.

WISSEN: *Haupteinsatzgebiet der Brennnessel ist Eisenmangel, etwa durch Blutverlust bei der Geburt. Die Brennnessel versorgt uns mit leicht resorbierbarem Eisen, das im Körper gut verstoffwechselt werden kann. Zudem beeinflusst sie entzündliche Prozesse der Unterleibsorgane, wirkt immunstimulierend und sollte wegen ihrer hormonartigen Wirkung auch bei Myomen ausprobiert werden.*

Hirtentäschel-Sitzbad

2 Handvoll Hirtentäschel 10 l heißes Wasser 1 Nylonstrumpfhose	Das Kraut in eine Nylonstrumpfhose füllen und diese in das heiße Wasser legen. Für das Sitzbad warten, bis die Temperatur bei knapp 45 °C liegt, dann ca. 20 Minuten darin verweilen. Hirtentäschel wird in der Geburtshilfe ob der tonisierenden Wirkung auf die Gebärmutter zur Austreibung der Nachgeburt sowie zur Anregung des Wochenflusses eingesetzt. Ansonsten gilt das Kraut als Blutstiller (Hämostyptikum) bei starker Regelblutung, Myomen, Gebärmutter- oder Darmblutungen, Nasenbluten und Zahnfleischbluten.

Hirtentäschelwein

100 g frisches Kraut
1 Flasche Rotwein

Das Kraut in Wein einlegen und für 1 Woche kühl stellen.

Nach der Geburt abends $\frac{1}{8}$ l von dem Wein schluckweise trinken, dabei ggf. auf ausreichend Abstand zum Stillen achten.

Hirtentäschel ist blutstillend und kann in dieser Form gut als Abwechslung zum Tee eingenommen werden.

Dammpflegeöl vor und nach der Geburt

1 Handvoll frische Johanniskrautblüten
150 ml neutrales Speiseöl

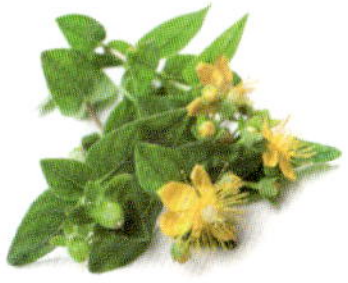

Johanniskraut

Blüten in einem Glas mit Öl 6 bis 8 Wochen an einem sonnigen Ort stehen lassen und während dieser Zeit täglich schütteln. Anschließend die Blüten ausdrücken, das Öl filtern und in eine dunkle Flasche füllen.

In der Geburtshilfe wird Rotöl eingesetzt, um die Elastizität des Gewebes zu erhöhen und Dammrissen vorzubeugen. Es eignet sich auch für die Dammpflege nach der Geburt, bei Narben und zur Wundbehandlung sowie zur Pflege entzündeter Haut (Sonnenbrand).

Zinnkraut-Tee und -Bad

100 g Zinnkraut
1 l Wasser

Das Kraut mit Wasser ca. 20 Minuten auskochen, dann abseihen. 125 ml entnehmen und mit 300 ml Wasser verdünnt als Tee trinken. Den Rest einem Vollbad zugeben.

Der Kieselsäure wird nachgesagt, dass sie nicht nur Blutungen stillen, sondern auch das verletzte Bindegewebe wieder regenerieren kann.

Schafgarbentee

1–2 TL Schafgarbe
200 ml Wasser

Aus Schafgarbe und heißem Wasser einen Tee bereiten, 8 Minuten ziehen lassen, dann abseihen und schluckweise trinken.

Die Bitterstoffe der Schafgarbe sollen anregend auf den Beckenboden wirken.

BETTSTROHKRÄUTER

Sogenannte Gebärwiesen waren früher nicht unüblich. Auf solchen Futterwiesen wuchsen etwa Schafgarbe, Frauenmantel und Heilziest.
Mit Quendel und anderen „Bettstrohkräutern" wurden die Betten ausgestopft, um sowohl die Geburt als auch die Zeit danach zu erleichtern: Insbesondere Quendel hat krampflösende Eigenschaften und kann zudem starke Blutungen lindern.
Die Zeit des Wochenbetts ist nicht nur für die Mutter, sondern auch für das Neugeborene eine besonders sensible Phase. Um sich in dieser Zeit auch vor Krankheiten zu schützen, streuten die Wöchnerinnen jene Kräuter, die früher der germanischen Göttin Freya geweiht waren, der Göttin für Fruchtbarkeit und Geburt.
Quendel und Labkraut galten in der germanischen Volksheil- und Frauenkunde als „unserer lieben Frau Bettstroh" – ein Name, der bereits auf ihren Ruf und ihre Anerkennung hindeutet. Das zeigen auch volkstümliche Namen wie Kinderkraut, Liebfrauenbettstroh und Marienbettstroh. Es heißt auch, dass Christus in Labkrautstroh geboren wurde.

Quendel und Labkraut als Bettstroh

Frischer Quendel
Frisches Labkraut

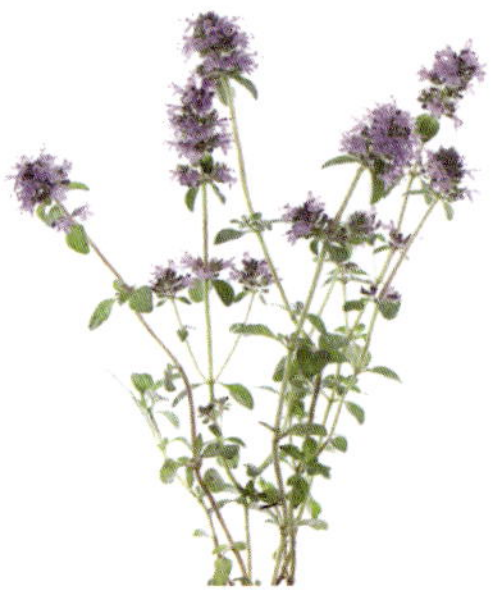

Quendel

UNSERER LIEBEN FRAU BETTSTROH

Beifuß
Dost
Echter Ziest
Eisenkraut
Engelwurz
Frauenmantel
Gundelrebe
Johanniskraut
Kamille
Labkraut
Quendel
Schafgarbe
Waldmeister

Die Kräuter wurden – je nach Jahreszeit und Verfügbarkeit – nicht nur Frauen in den Wehen, sondern auch Kranken in die Matratze gestopft, oder man hängte ein Büschel duftender Kräuter über das Bett.

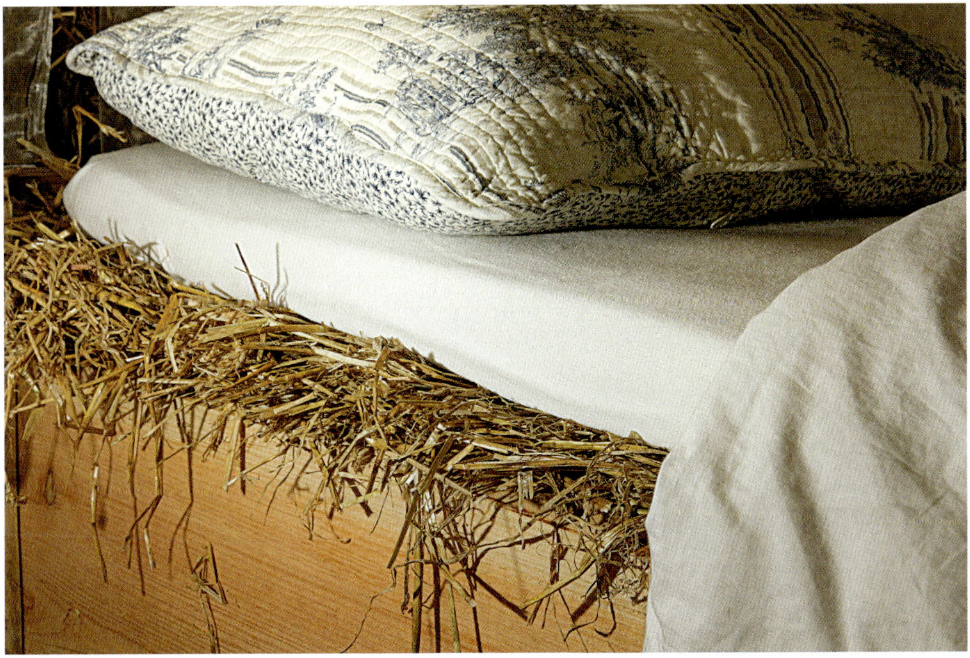

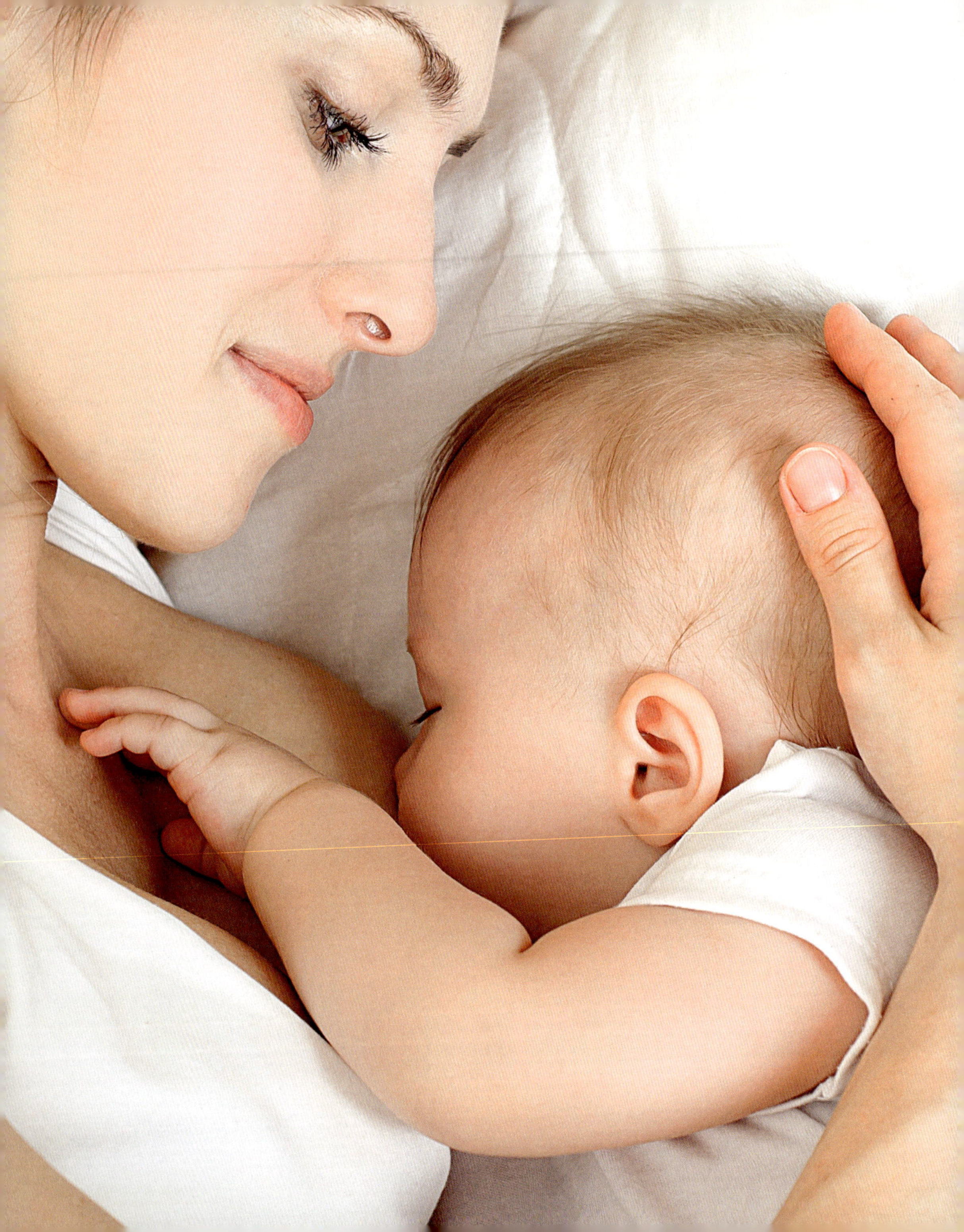

Stillzeit

Info

Die Stillzeit ist eine besonders prägende Phase nicht nur für den Säugling, sondern auch für die Mutter. Gleichzeitig hat das Stillen Auswirkungen auf den Körper, so unterstützt etwa der Saugeffekt über seine hormonelle Wirkung die Rückbildung der Gebärmutter.

Dabei ist Stillen für beide Seiten anstrengend. Mütter verlieren dadurch im besten Fall einige überflüssige Pfunde. Die Zeit mit dem Kind an der Brust lässt aber auch all die Anstrengungen von Schwangerschaft und Geburt vergessen.

Manche Mütter müssen allerdings vorzeitig abstillen, etwa wenn es zu Komplikationen kommt, weil der Säugling nicht richtig angelegt wird oder die Brust sich entzündet.

Nicht zu unterschätzen ist die Bedeutung der Muttermilch als Transportmittel für Geschmacksstoffe, ist sie doch eine Emulsion aus Wasser und Fett. Das bedeutet, dass Tabak, Alkohol, Kaffee und scharfe Speisen möglichst zu vermeiden sind, da Säuglinge mit diesen Stoffen noch nicht in Kontakt kommen sollten. Umgekehrt können dafür auch entblähende und krampflösende Öle mit der Milch transportiert werden. Leidet der Säugling unter schmerzhaften Blähungen, kann es hilfreich sein, Fenchel- oder Anistee zu trinken, um damit indirekt die Verdauung des Kindes zu erleichtern.

Heute wird das Stillen, wenn es möglich ist, wieder besonders empfohlen. Das Argument: Zusatznahrung, Beikost, Flaschen- und Aufbaukost können niemals das liefern, was die Muttermilch bietet – weder in puncto Hygiene und der richtigen Temperatur noch für die Abwehrkräfte des Kindes, das über die Milch mit den Immunglobulinen der Mutter versorgt wird. Im Zweifel gilt: Lieber sehr lange stillen als zu kurz.

Geschichte

Schon im Altertum gab es sogenannte Ammen, die gegen ein kleines Entgelt fremde Säuglinge stillten. Diese Frauen verfügten über eine gewisse Stellung in der Gesellschaft, nährten sie doch die Nachkommenschaft der Herrschaftshäuser, die auf einen hohen Kindersegen aus waren. Dort wurden Neugeborene an Ammen übergeben, damit die Mutter selbst Kräfte sparen konnte. Ammen versorgten aber auch Kinder, die ihre Mutter verloren hatten. Fremde Muttermilch wurde stets einer tierischen Milch vorgezogen.

Pflanzenwelt

Anis
Arnika
Beinwell
Benediktenkraut
Bockshornklee
Brennnessel
Cumin
Echinacea
Eibisch
Fenchel
Holunder
Honig
Kamille
Kartoffel
Kermesbeeren
Klette

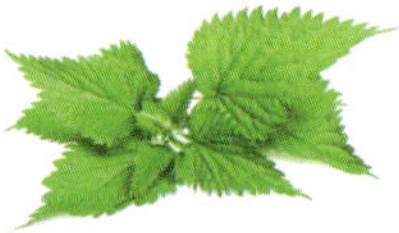

Brennnessel

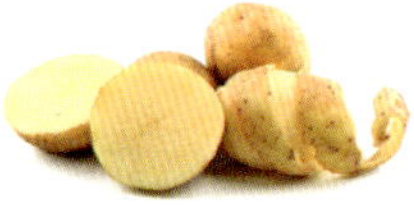

Kartoffel

Kraut
Kümmel
Lavendel
Mariendistel
Melisse
Petersilie
Pfefferminze
Ringelblume
Rose
Ruprechtskraut (stinkender Storchenschnabel)
Salbei
Schafgarbe
Walnussblatt
Weihrauch

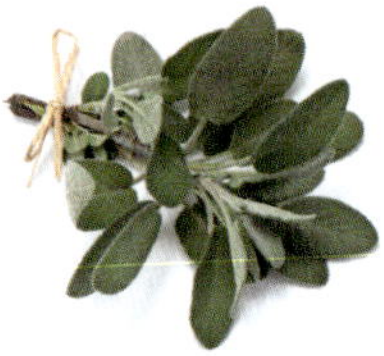

Salbei

Stillzeit

Pflanzen, die während der Stillzeit ***nicht*** *oder* ***nur in geringen Mengen*** *empfohlen werden:*

Aloe	*Kreuzdornbeeren*	*Rhabarberwurzel*
Bärentraubenblätter	*Lemongras*	*Rizinusöl*
Basilikum	*Lorbeer*	*Rosskastaniensamen*
Beinwell (als Tee)	*Mädesüßblüten*	*Sennesblätter*
Cascararinde	*Muskat*	*Teufelskrallenwurzel*
Estragon	*Mutterkorn*	*Waldmeister*
Faulbaumrinde	*Pappelblätter*	*Wolfstrappkraut*
Ginkgo	*Pestwurz*	*Zimt*
Ginsengwurzel	*Preiselbeerblätter*	
Huflattich	*Rauwolfiawurzel*	

Rezepte

WUNDE BRUSTWARZEN

Verschiedene Ursachen wie Fehler beim Anlegen, fehlender Milchfluss, schlechte Durchblutung oder auch ein unterentwickelter Gaumen des Säuglings können wunde Mamillen hervorrufen. Sie bereiten stillenden Müttern Schmerzen und führen im schlechtesten Fall zum vorzeitigen Abstillen. Darüber hinaus können verletzte Brustwarzen Entzündungen verursachen, Erreger dringen ein und erschweren das Stillen zusätzlich.

Holunderblütenöl

1 TL Holunderblüten
3 EL Speiseöl

Das Öl auf 50 °C erwärmen, die Blüten ca. 30 Minuten darin einlegen und danach abseihen.

Wunde Brustwarzen regelmäßig mit dem Öl einreiben.

Ringelbumensalbe

1 TL Ringelblumenblüten
3 EL Speiseöl
1 Msp (ca. 5 g) Bienenwachschips (aus der Apotheke)

Ringelblumenblüten 1 bis 2 Tage in warmem Öl ansetzen (im Sommer kann das Öl in der Sonne stehen). Anschließend Blüten abseihen und das Öl zusammen mit den Bienenwachschips im Wasserbad erwärmen. Rühren, bis eine homogene Masse entsteht, dann abfüllen.

Die Salbe kann sofort verwendet werden.

Schafgarbenpackung

1 Handvoll Schafgarbe
250 ml warmes Wasser
1 Baumwolltuch

Das Kraut mit einem Nudelholz weichrollen und mit warmem Wasser vermengen. Die Mischung direkt als Packung auf die Brust auftragen und mit einem Tuch bedecken. Nach 30 Minuten mit lauwarmem Wasser abspülen.

Die Schafgarbe hat entzündungshemmende Wirkstoffe und ist gut verträglich.

Lavendelkompresse

3–4 Tr ätherisches Lavendelöl
300 ml warmes Wasser
2 mittelgroße Handtücher

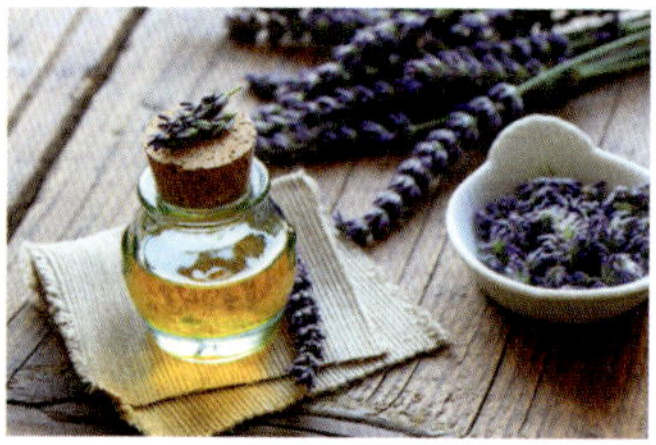

Das Öl in warmes (nicht nur lauwarmes) Wasser rühren und das Handtuch sofort damit tränken. Als nasse Kompresse direkt auf die Brust auflegen und 20 Minuten einwirken lassen. Wird die Auflage zu kühl, ein zweites Handtuch darumwickeln.

Auszug vom Ruprechtskraut

1 Handvoll Ruprechtskraut
250 ml Wasser
1 Baumwolltuch

Das Kraut im Wasser 5 Minuten aufkochen, anschließend abseihen, ein Tuch damit tränken und dieses auf die Brust legen.

Ruprechtskraut hilft bei entzündeten Brustwarzen in der Stillzeit, bei Brustdrüsenentzündungen, aber auch bei Lymphstau nach Brustoperationen.

Gundelrebe

2 TL Gundelrebe
250 ml kochendes Wasser

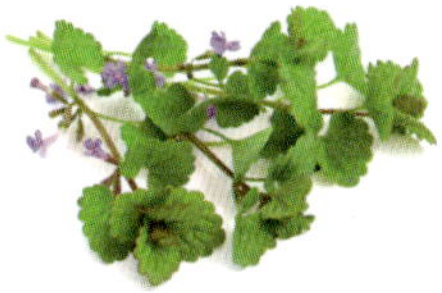

Gundelrebe

Gundelrebe mit kochendem Wasser überbrühen und 5 Minuten ziehen lassen, dann abseihen.

Bis zu 3 Tassen täglich trinken bzw. die Brustwarzen damit sanft abreiben.

Hautpflegeöl mit Gundelrebe

1 Handvoll frische Gundelrebe
250 ml kaltgepresstes Speiseöl

Gundelrebe säubern, mit einem Nudelholz weichrollen und in ein Glas füllen. Mit Öl auffüllen. Das Glas 3 Wochen an einem hellen Ort stehen lassen, anschließend abseihen.

Nach Bedarf die Brust mit dem Öl massieren.

Die Gundelrebe gilt traditionell als „eiterziehendes" Kraut, das bevorzugt bei Entzündungen zum Einsatz kommt.

Honig

1 EL Honig

Den Honig direkt auf die Brustwarze auftragen und den Büstenhalter darüberziehen.

Honig wirkt antibakteriell und wundheilend, neutralisiert Geruch und nimmt Flüssigkeit auf.

MILCHSTAU

Wenn der Säugling die Brust nicht „leertrinkt“, kann es zu einem Milchstau kommen. Aber auch Stress und zu enge Kleidung können für hartes Brustgewebe und Schmerzen beim Stillen sorgen. Die erste Empfehlung: Möglichst nicht abstillen. Im Gegenteil, beide Brüste sollten regelmäßig geleert werden, um Milchstau zu vermeiden.

Kühler Quarkwickel

Einige Löffel Quark
1 Baumwolltuch

Je nach Größe des geschwollenen Areals Quark in ein Tuch schlagen und dieses auf die Brust legen, bis der Quark eingetrocknet ist.

TIPP: *Nicht allen Menschen ist die kühle Temperatur angenehm. Wer Wärme bevorzugt, kann warme Wickel auflegen.*

Warme Petersilienpackung

1 Handvoll frische Petersilie
1 Baumwolltuch

Die Petersilie grob zerkleinern, in ein Tuch einschlagen und über einem Topf im Wasserdampf erwärmen.

Das Tuch auf die ganze Brust auflegen. Achtung, es sollte nicht zu heiß sein!

Beinwellpackung

4–6 frische Beinwellblätter

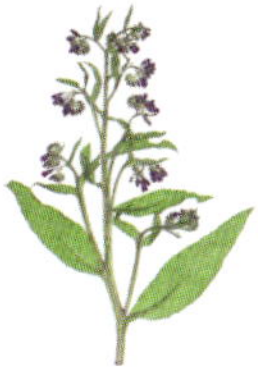

Beinwell

Die Blätter mit einem Nudelholz andrücken, bis Saft hervortritt.

Anschließend die Blätter direkt auf die Brust auflegen.

Klettenlabkrauttee

2 EL Klettenlabkraut
250 ml Wasser

Aus Kraut und Wasser einen Tee bereiten, ziehen lassen und anschließend abseihen.

Der Tee eignet sich bei vergrößerter Brust, entzündeten Brüsten oder Milchstau.

TIPP: *Am besten zusätzlich einen Brustumschlag anlegen.*

Salbeitee

3 Salbeiblätter
250 ml Wasser

Aus Salbei und Wasser einen Tee aufbrühen und über den Tag verteilt schluckweise trinken.

Salbei reduziert die Milchleistung.

Teemischung gegen Milchstau

1 TL Frauenmantel
1 TL Ringelblumenblüten
250 ml Wasser

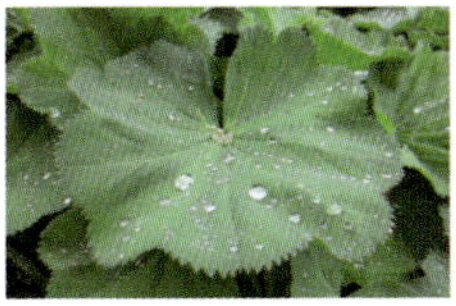

Frauenmantel

Aus Kräutern und Wasser einen Tee bereiten, 5 Minuten ziehen lassen und abseihen.

Mehrmals am Tag eine Tasse trinken.

Beide Kräuter wirken schmerzlindernd und entstauend.

BH-Füllung

Frisches Weißkraut und/oder frische Rhabarberblätter

Die Blätter mit einem Nudelholz andrücken und in den Büstenhalter einlegen.

Die Kräuter wirken entzündungshemmend und entstauend. In der Folge transportiert die Lymphe Gewebeflüssigkeit ab, die Schwellung geht zurück.

Kartoffel-Brustauflage

2–4 Kartoffeln

Die Kartoffeln roh reiben und die Masse mit dem Saft direkt auf die Brüste aufstreichen. Einige Zeit belassen, dann mit warmem Wasser abwaschen. Wenn die Masse eingetrocknet ist, kann sie unmittelbar gegen eine weitere Auflage ausgetauscht werden.

Eibischwurzel-Waschung

3 EL Eibischwurzel
(aus der Apotheke)
1 l Wasser

Die Wurzeln über Nacht in Wasser ansetzen. Am folgenden Tag abseihen und den Sud kurz erwärmen.

Die Brust damit feucht abwaschen und die Waschung mehrmals wiederholen.

Heilerde-Wickel mit Kamille

1 EL Kamillenblüten
6–8 EL Heilerde
250 ml Wasser

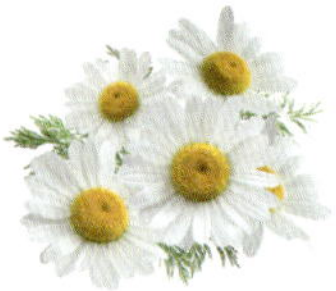

Kamille

Die Kamille in Wasser kurz aufkochen und 5 Minuten ziehen lassen, dann abseihen. Die Heilerde einrühren.

Diese Paste auf die Brüste auftragen und nach dem Eintrocknen mit lauwarmem Wasser abspülen.

Rosenblütenmilch

1 Handvoll frische Rosenblüten 200 ml Milch	Die Blüten in warme Milch legen und 1 Stunde darin ziehen lassen. Dann die Blüten entfernen. Mit der Rosenmilch die Brust mehrmals abwaschen und die Milch zusätzlich für Kompressen verwenden.

Teebaumöl-Kompresse

3–4 Tr ätherisches Teebaumöl 250 ml warmes Wasser 1 Handtuch	Teebaumöl mit Wasser verrühren und das Handtuch darin tränken. Für 20 Minuten auf die Brüste legen und anschließend abtrocknen.

BRUSTENTZÜNDUNG (MASTITIS)

Die schmerzhafte Brustentzündung ist die Folge eines nicht behandelten Milchstaus und eine der häufigsten Komplikationen bei Erstgebärenden kurz nach der Geburt. Auch wenn eher nicht dazu geraten wird, kann sie in schwereren Fällen zu vorzeitigem Abstillen führen.

Bei mangelnder Entleerung der Brust oder einiger Areale der Brustdrüsen (es handelt sich meist nicht um die gesamte Brust) bleibt Restmilch im Gewebe zurück. Dabei dringen möglicherweise Staphylokokken aus dem Mund- und Rachenraum des Säuglings ein und führen zu einer lokalen Infektion. Druckschmerzen, gerötete Brüste und überwärmte Haut, vergrößerte Lymphknoten, Schwellungen und auch Fieber können auftreten, die Mutter fühlt sich regelrecht krank.

Kommt es zu einem Abszess, muss dieser operativ geöffnet werden. Bei rechtzeitiger Behandlung heilt die Entzündung in der Regel aber rasch ab.

Weihrauch-Kompresse

3 Tr ätherisches Weihrauchöl
200 ml kaltes Wasser
1 Baumwolltuch

Weihrauchöl mit Wasser verrühren und ein Tuch damit tränken.

Das Tuch mindestens 30 Minuten auf die gespannte Brust auflegen.

Weihrauch gilt als Entzündungshemmer und somit als antiseptisch.

Honigwickel

4 EL Honig
1 Baumwolltuch

Honig fingerdick auf die Brust auftragen und mit einem Tuch bedecken. Dieses möglichst über Nacht tragen.

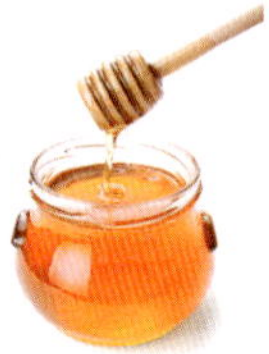

Quarkwickel

10–15 EL Quark

Die schmerzende Brust fingerdick mit kaltem Quark einstreichen und die Masse eintrocknen lassen. Danach mit kühlem Wasser abwaschen.

Buchweizenkraut-Auflage

1 Handvoll frisches Buchweizenkraut

Das Kraut mit einem Nudelholz plätten und direkt auf die Brust auflegen.

Buchweizenkraut ist eine traditionelle Heilpflanze, die früher besonders bei Abszessen der Brust Anwendung fand.

Echinacea-Tee

2 EL Echinaceawurzel
500 ml Wasser

Die Wurzel mit Wasser aufkochen und die Mischung über Nacht stehen lassen. Dann abseihen. Am folgenden Tag zweimal 1 Tasse trinken.

Arnikatinktur

4 EL Arnikablüten
200 ml Korn (80 %)

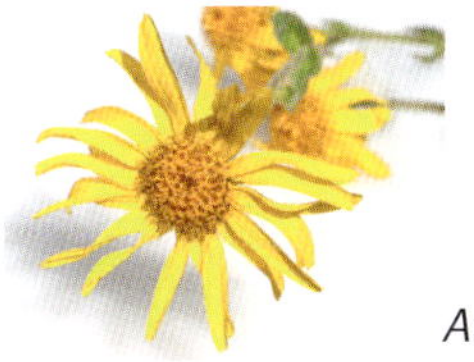

Arnika

Die Blüten für 10 Tage in Alkohol einlegen, anschließend abseihen.

Im Fall einer Entzündung die Tinktur mit 400 ml Wasser verdünnen und das Gewebe damit mehrmals am Tag einreiben.

VORSICHT: *Aufgrund des Alkoholgehalts nicht direkt vor dem Stillen anwenden!*

Kermesbeerentinktur

Kermesbeerentinktur
(aus der Apotheke)

2 Tropfen der Tinktur einnehmen oder 4 Tropfen in etwas kaltem Wasser auflösen und die Brustwarzen damit einreiben.

Die Tinktur hilft bei Entzündung der Brustwarzen.

VORSICHT: *Aufgrund des Alkoholgehalts nicht direkt vor dem Stillen anwenden!*

WOCHENBETTDEPRESSION

Süßholzwurzel

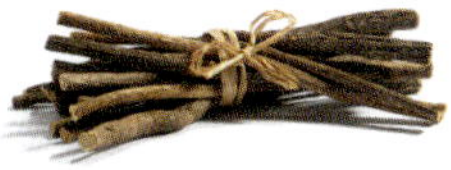

Anti-Depressions-Tee

3 EL Himbeerblätter
3 EL Rosmarinblätter
2 EL Hopfenblüten
1 EL Süßholzwurzel

2 TL der Mischung mit 250 ml Wasser aufkochen und 10 Minuten leise köcheln lassen.

Dieser Tee soll stimmungsaufhellend wirken und bei längerer Anwendung für emotionale Ausgeglichenheit sorgen.

Melissentee

2 TL Melisse
250 ml heißes Wasser

Melisse mit heißem Wasser überbrühen und einige Zeit ziehen lassen.

Mehrmals am Tag eine halbe Tasse trinken.

Benediktenkrauttee

1–2 TL Benediktenkraut
250 ml heißes Wasser

Kraut mit heißem Wasser übergießen und zugedeckt 5 Minuten ziehen lassen, dann abseihen.

Mariendisteltee

1 g Mariendistelfrüchte
200 ml kochendes Wasser

Mariendistelfrüchte in einem Mörser zerstoßen und mit kochendem Wasser überbrühen. 10–20 Minuten ziehen lassen, dann abseihen.

Bis zu 3 Tassen täglich trinken.

Benediktenkraut und Mariendistel sind allgemein gute Helfer nach der Geburt und können bei etwaigen Depressionen unterstützend wirken.

Aromatherapie

Muskatellersalbei
Bergamotte
Mandarine
Niaouli
Geranium

Eines oder mehrere dieser Öle in einer Duftlampe verdampfen oder 1 Tropfen davon mit 1 EL neutralem Speiseöl zur Massage anwenden. Dabei muss jede Frau selbst „ihren“ Wohlfühl-Duft finden – bestimmte Mischungen vorzugeben ist daher nicht sinnvoll.

Die ätherischen Öle wirken stimmungsaufhellend und können der Mutter die Zeit nach der Geburt etwas erleichtern.

VORSICHT: *Generell wird vom Gebrauch von ätherischen Ölen (in Bädern, Massageölen oder Dampfinhalationen) ca. 1–2 Stunden vor dem Stillen abgeraten. Mentholhaltige Kräuter und Gewürze werden nicht empfohlen. Öle wie Eukalyptus oder Kampfer gehen in die Muttermilch über und verändern ihren Geschmack deutlich.*

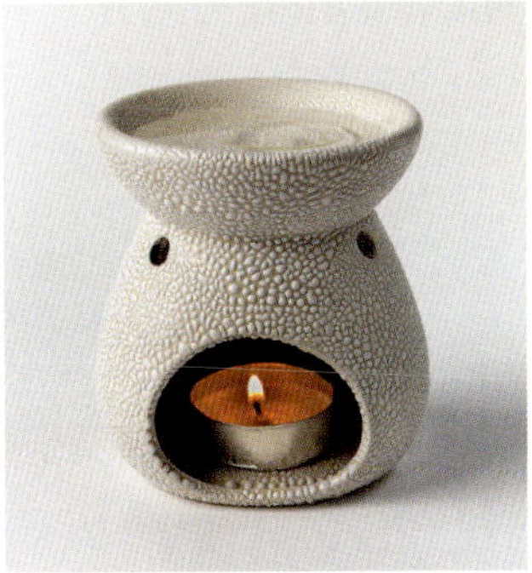

MILCHBILDUNG UND ABSTILLEN

Durch die Zufuhr bestimmter Kräutertees kann entweder die Milchbildung gefördert oder auch das Abstillen erleichtert werden. Kräuterfrauen früherer Zeiten kannten zahlreiche Rezepte, um die Milchleistung zu regulieren.

Milchbildungstee I

1 EL Brennnesselkraut
1 EL Eisenkraut
½ TL Kümmelfrüchte
½ TL Anisfrüchte
½ TL Pimpinelle

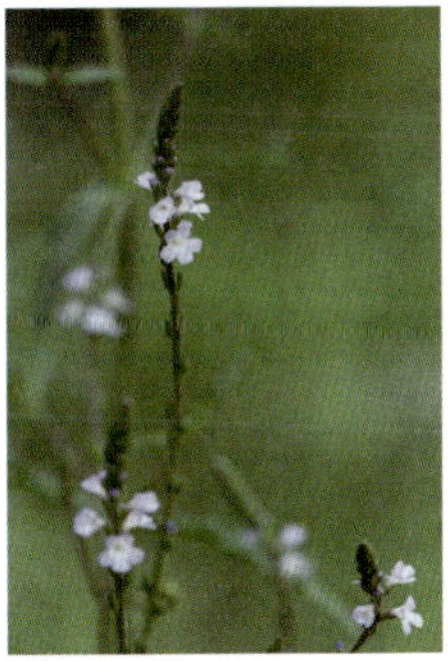

Eisenkraut

Die Früchte grob mörsern und alle Zutaten vermischen. 1 EL davon mit 250 ml heißem Wasser aufgießen, ziehen lassen und anschließend abseihen.

Mehrmals am Tag eine Tasse davon trinken.

Die Kräuter regen die Milchdrüsen an und fördern dadurch den Milchfluss. Ein Milchstau kann damit vermieden werden.

Milchbildungstee II

1 EL Bockshornklee
1 EL Brennnessel
1 TL Melisse
½ TL Fenchel

Fenchel grob mörsern und mit den übrigen Zutaten vermischen. 1 EL davon mit 250 ml heißem Wasser aufgießen, ziehen lassen und anschließend abseihen.

Mehrmals am Tag eine Tasse davon trinken.

Tee zur langsamen Hemmung der Milchbildung

1 TL Pfefferminze
1 TL Holunderblüten
500 ml Wasser

Die Kräuter mit Wasser aufkochen und einige Zeit ziehen lassen, dann abseihen.

Den Tee über den Tag verteilt trinken.

Abstilltee

1 TL Salbei
150 ml Wasser

Wasser aufkochen, einen Tee aufgießen und 4 Minuten ziehen lassen. Anschließend abseihen.

2–3 Tassen täglich davon trinken.

Salbei bewirkt, dass die Milchproduktion sukzessive eingestellt wird.

Mönchspfeffer-Tinktur zum Abstillen

1 EL Mönchspfeffer
100 ml Korn (80 %)

Mönchspfeffer mörsern und für 1 Woche in Alkohol ansetzen. Dann abseihen und mit derselben Menge Wasser verdünnen.

Mehrmals täglich einige Tropfen von der Tinktur einnehmen.

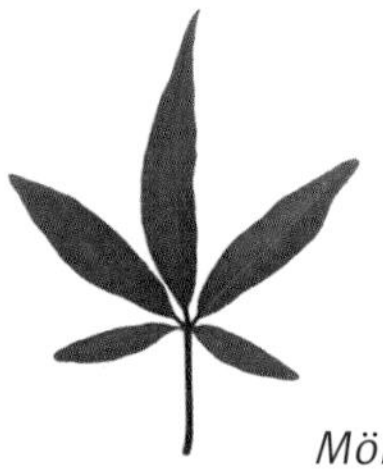

Mönchspfeffer

Walnussauszug zum Abstillen

2 Walnussblätter
250 ml Wasser

Die Blätter klein schneiden und etwa 8 Minuten in Wasser leise köcheln lassen, dann abseihen.

Den Auszug über den Tag verteilt trinken.

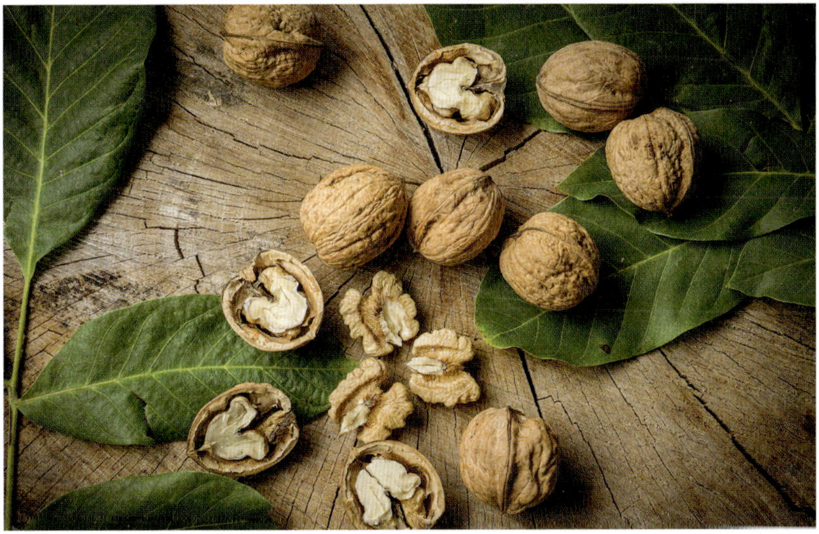

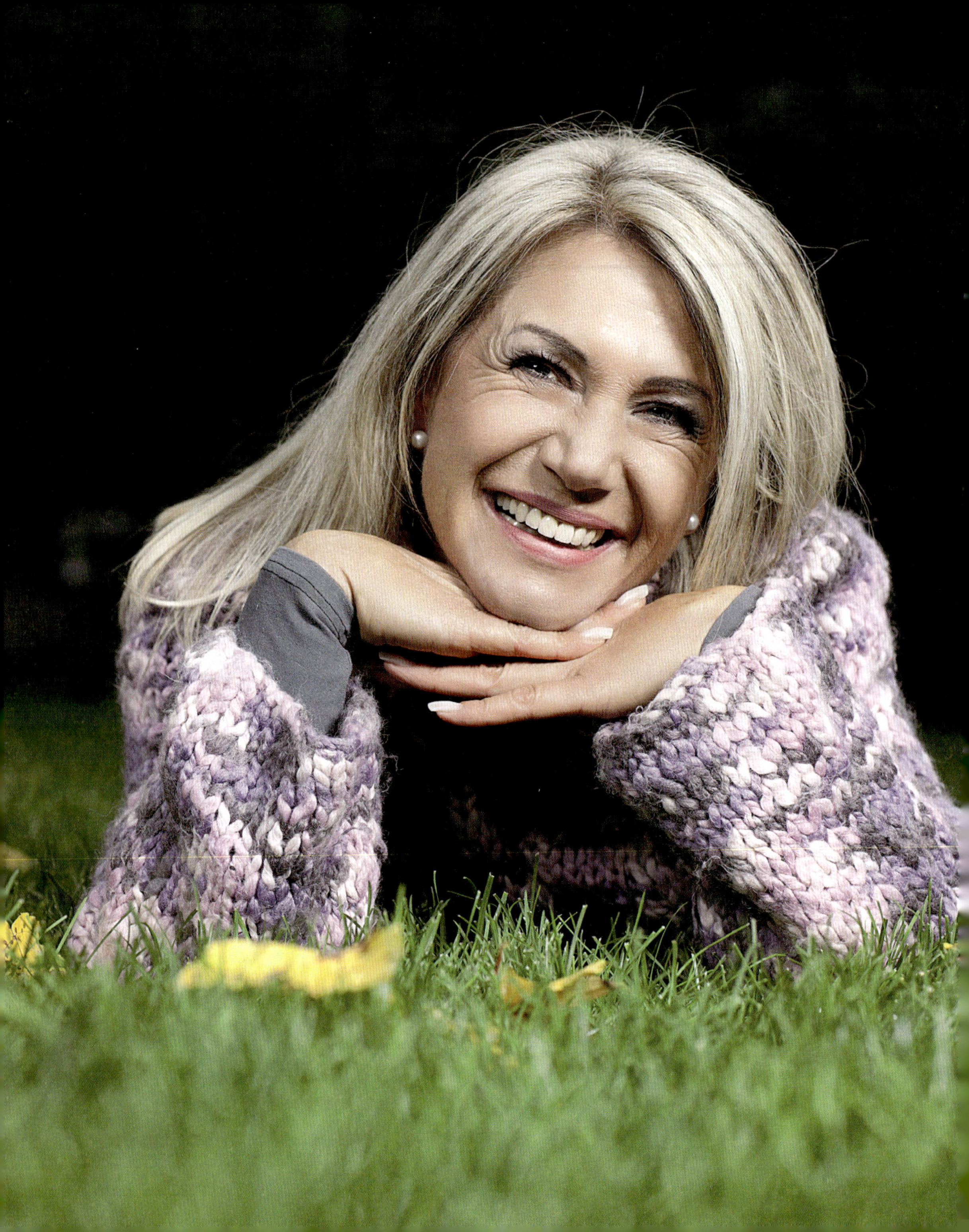

Menopause

Info

Die letzte Blutung der Frau wird als Menopause bezeichnet, die zwei Jahre vor und nach der Menopause gelten als Perimenopause. Anschließend spricht man von der Postmenopause.
Etwa ab dem 45. Lebensjahr – bei manchen Frauen deutlich später, frühestens aber ab dem 40. Lebensjahr – reduziert der Körper die Produktion des Gelbkörperhormons Progesteron. Es herrscht Östrogendominanz. In der Folge beginnen die Brüste wieder zu spannen, die Beine schwellen bei Hitze und längerem Stehen. Viele Frauen haben nun Schwierigkeiten, ihr Körpergewicht zu kontrollieren. Die Periode tritt unregelmäßiger auf, ist meist stärker und kürzer, die Begleitbeschwerden werden häufig intensiver.
Mit Beginn der Perimenopause sinkt auch die Östrogenproduktion. Beschwerden des vegetativen Nervensystems, psychische Belastung und organische Begleiterscheinungen wie Hitzewallungen, Kopfschmerzen, Herzbeschwerden, Schlafstörungen oder Libidoverlust sind die Folge.
Typische Merkmale der Menopause sind außerdem häufigere Blasenentzündungen, trockene Scheide und trockene Haut, verstärkter Haarausfall und eine abnehmende Knochenmasse (dies kann durch den Arzt, die Ärztin überprüft werden).
Nicht immer ist in diesen Jahren das Zusammenleben mit dem Partner einfach: Viele Frauen sind nun vermehrt gereizt, ängstlich oder sogar depressiv. Die Wesensveränderungen sind jenen der Pubertät nicht unähnlich. Die hormonelle Situation beeinflusst nicht nur den körperlichen Zustand und das allgemeine Wohlbefinden, sondern auch die Psyche.
Interessant ist: Vergleiche zwischen der asiatischen und der europäischen Ernährung zeigen, dass die asiatischen Frauen 100-mal mehr östrogenhaltige Pflanzen verzehren. In diesen Ländern sind Wechselbeschwerden so gut wie unbekannt und auch die Brustkrebsrate ist eine der niedrigsten über-

haupt. Es stellt sich die Frage, ob phytoöstrogenreiche Ernährung positive Auswirkungen auf den Organismus im Wechsel hat. Zahlreiche Studien zeigen, dass körpereigene Hormone durch die Zufuhr von pflanzlichen Hormonen ausgeglichen werden könnten. Zu diesen Pflanzen zählen etwa Leinsamen, Rotklee, die Sojabohne und andere Hülsenfrüchte. Möglicherweise können durch den rechtzeitigen verstärkten Verzehr solcher Produkte die Nebenwirkungen in den Wechseljahren geringgehalten und die Lebensqualität gesteigert werden.

Geschichte

Die Wechseljahre kennt man unter zahlreichen Namen, sowohl medizinischen wie Menopause oder Klimakterium als auch volkstümlichen wie „die fliegende Hitze". Es liegt nahe, dass letztere Bezeichnung von den Hitzewallungen herrührt, die in den unpassendsten Momenten wie aus heiterem Himmel auftreten und schweißgebadete Frauen im Wechsel zurücklassen.
In keiner Lebensphase sind die Frauen so sehr dem Gefühl plötzlich aufsteigender Hitze unterworfen, „welche, meist von der Herzgrube beginnend, den Oberkörper und den Kopf wie mit heissem Dampf übergiesset" (Birgit Panke-Kochinke).
Überhaupt wird der Wechsel von Frauen meist als Phase empfunden, ab der es „bergab geht". Schon 1841 fasste der englische Arzt Michael Ryan die äußerlichen Veränderungen wie folgt zusammen: „Sobald die Regelblutungen aufhören, sinken die Brüste, wird die Haut runzelig, wird der Nacken breiter, die Augen weichen in ihren Höhlen zurück und sie [die Frauen] werden erstaunlich korpulent".

Pflanzenwelt

Ackerschachtelhalm
Anis
Arnika
Baldrian

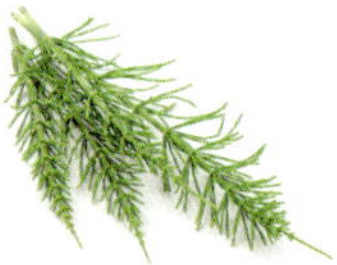

Ackerschachtelhalm

Blutwurz
Buchweizenkraut
Eichenrinde
Frauenmantel

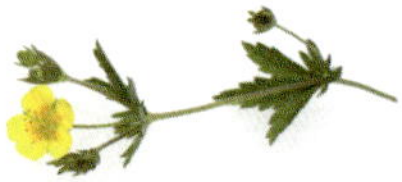

Blutwurz

Granatapfel
Hafer
Herzgespann
Hirtentäschel
Hopfen
Johanniskraut
Kamille
Lavendel
Lein
Melisse
Mönchspfeffer
Passionsblume
Pfefferminze
Ringelblume
Rotklee

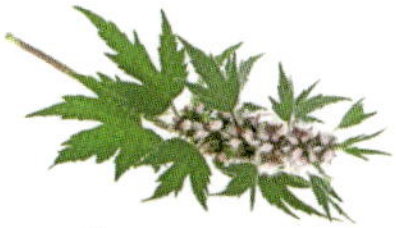
Herzgespann

Salbei
Schafgarbe
Spitzwegerich
Steinklee
Stiefmütterchen
Taubnessel
Tausendgüldenkraut
Traubensilberkerze
Waldmeister
Wegwarte
Weißdorn
Wermut
Wolfstrapp
Zimt

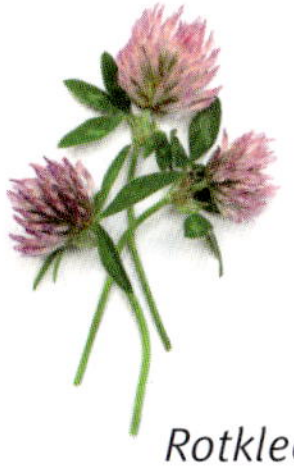
Rotklee

Rezepte

ALLGEMEINE WECHSELBESCHWERDEN

Thymiansuppe

½ Bund Thymian
300 ml klare Suppe

Thymian in der Suppe aufkochen und einige Zeit leicht köcheln lassen.

Bei beginnenden Wechselbeschwerden regelmäßig genießen.

Thymian wirkt nicht nur antibakteriell, er enthält außerdem östrogenartige Substanzen und wirkt daher im Klimakterium unterstützend.

Klimakteriumtee

½ TL Hopfenzapfen
½ TL Ysop
½ TL Beifuß
½ TL Salbei
250 ml Wasser

Kräuter vermischen und mit heißem Wasser übergießen. Nach 10 Minuten abseihen. Täglich vor dem Frühstück 1 Tasse von dem Tee trinken.

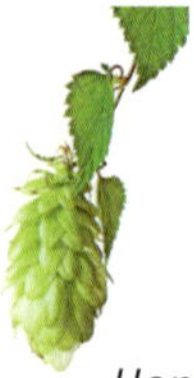
Hopfen

Klima-Tee für Gelassenheit

8 g Johanniskraut
8 g Herzgespann
7 g Salbei
5 g Hopfen

1 TL von der Kräutermischung mit 250 ml heißem Wasser übergießen. Den Tee 5 Minuten ziehen lassen, dann abseihen.

2- bis 3-mal täglich 1 Tasse trinken.

WISSEN: *Vom Johanniskraut wird in diesem Fall die gesamte oberirdische Pflanze verwendet. Sie wirkt krampflösend und auch stimmungsaufhellend. Diese Mischung soll allgemein beruhigen und stärken.*

Wechseljahrestee

Zu gleichen Teilen
Schafgarbe
Beifuß
Eisenkraut
Tausendgüldenkraut
Zinnkraut

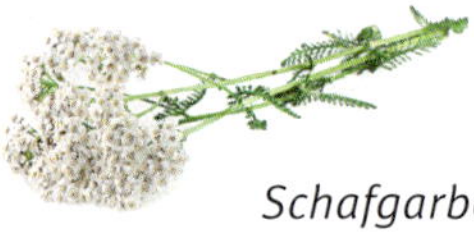
Schafgarbe

Die Kräutermischung mit heißem Wasser aufgießen.

Täglich eine Tasse davon trinken.

Die Phytoöstrogene der Schafgarbe sind bei Wechselbeschwerden hilfreich. Darüber hinaus ist sie ein bekanntes Heilkraut zur Wundheilung und Krampflösung, in diesem Fall unterstützt sie auch die Verdauung.

Traubensilberkerzenextrakt

Traubensilberkerzenextrakt (Fertigarzneimittel aus der Apotheke)

Den Extrakt entsprechend der Packungsbeilage über mindestens 3 Monate einnehmen.

Die Traubensilberkerze gilt als *das* Wunderkraut bei hormonellen Wechselbeschwerden und als pflanzliche Alternative zur Hormonersatztherapie. Ihre Wurzel kann insbesondere Stimmungsschwankungen regulieren. Die Wissenschaft vermutet zudem, dass die Traubensilberkerze vor Brustkrebs schützen kann.

WISSEN: *Jüngsten Erkenntnissen zufolge kann die Kombination mit Johanniskrautextrakt die Wirkung der Traubensilberkerze verbessern.*

Mönchspfeffer-Likör

5 EL Mönchspfeffer (aus der Apotheke)
200 ml Weingeist (94 %)
200 ml Wasser
100 g Zucker

Die Pfefferkörner mörsern, in einem verschließbaren Glas mit Alkohol aufgießen und 14 Tage ziehen lassen. Anschließend abgießen. Zucker mit Wasser aufkochen und die Mischung unter den Alkoholauszug rühren.

Täglich 1 EL des Likörs einnehmen. Schmeckt er zu herb, kann noch etwas Honig zugegeben werden.

Besonders bei den ersten Anzeichen klimakterischer Veränderungen zeigt Mönchspfeffer gute Wirkung bei Gereiztheit, Leistungsverlust, Nervosität, Konzentrationsstörungen und bei Hitzewallungen. Er soll die Prolaktinproduktion verringern und die mangelnde Östrogen- und Gestagenproduktion ausgleichen.

HITZEWALLUNGEN UND SCHWITZEN

In den Wechseljahren sinkt der Östrogenspiegel und beeinflusst das Temperaturempfinden: Das Temperaturregulationszentrum im Zwischenhirn stellt ein Abfallen der Körpertemperatur fest und setzt den körpereigenen Erfrierungsschutz in Gang. Die Gefäße erweitern sich, das Herz beginnt schneller zu schlagen. Die Folge sind eine gesteigerte Durchblutung, die ein Hitzegefühl auslöst, Unruhe und Schweißausbrüche, welche die vermeintliche Wärme kühlen sollen.

Kühlende Tropfen

5 Tr Salbeitinktur
5 Tr Honigkleetinktur
5 Tr Weißdorntinktur
(aus der Apotheke)

Die drei Tinkturen vermischen.

Bei beginnenden Hitzeschüben 3-mal täglich 10–20 Tropfen einnehmen. Die angegebene Menge gilt für eine Einnahme.

Besonders die östrogenähnliche Wirkung von Salbei hilft hier, die Wallung zu unterdrücken. Weißdorn wiederum stärkt und beruhigt das Herz, wenn es zu rasen anfängt.

Salbeiwein

1 Flasche Rotwein
6 Zweige Salbei
1 Zweig Rosmarin

Die Kräuter in Wein einlegen und für 2 Wochen verschlossen an einem hellen Ort (z. B. auf der Fensterbank) stehen lassen. Anschließend die Kräuter entfernen.

Bei Bedarf täglich 100 ml von dem Gewürzwein trinken.

Pfefferminzlikör

5 Zweige Pfefferminze
1 Zweig Zitronenmelisse
10 g Koriandersamen
250 g Honig
2 Nelken
1 l Korn

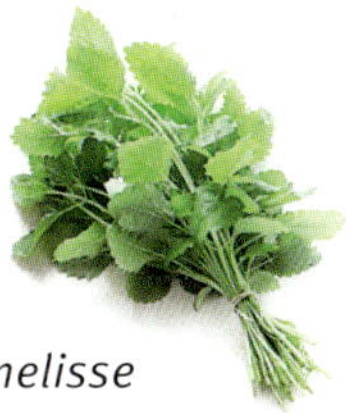

Zitronenmelisse

Alle Zutaten in Alkohol ansetzen, 2 Wochen gut verschlossen ziehen lassen und dann abseihen.

Nach Bedarf bei Auftreten häufiger Wallungen 1 Likörglas davon einnehmen.

Der Likör ist ein typisches „Frauengetränk“, das bei „hitziger Stimmung“ beruhigt und wohltut.

TIPP: *Statt Pfefferminze eignet sich auch hier Salbei als Hauptzutat.*

Salbeitee

1 TL Salbei
150 ml Wasser

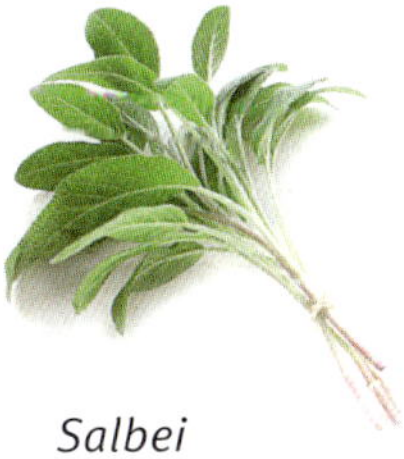

Salbei

Salbei mit kochendem Wasser überbrühen, 10 Minuten zugedeckt ziehen lassen, dann abseihen.

Täglich 1 bis 2 Tassen lauwarm schluckweise trinken.

Die ätherischen Ölverbindungen wirken besonders gut gegen Hitzeschübe. Speziell bei nächtlichen Schwitzattacken ist es hilfreich, am Abend zuvor den Tee zu trinken. In diesem Fall Achtung auf die Menge, damit es nicht zu vermehrtem nächtlichem Harndrang kommt.

Salbeidusche

1 Handvoll Salbei
1 l Wasser
1 Waschlappen

Salbei mit Wasser 10 Minuten kochen lassen, dann abseihen.

Nach dem Duschen einen Waschlappen in den Salbeiauszug tauchen und den Körper damit abreiben.

Diese Maßnahme wird am besten vor dem Schlafengehen angewandt, um nächtliche Schwitzattacken zu vermeiden.

Traubensilberkerzenkur gegen Schweißausbrüche

1 EL Wurzeln der Traubensilberkerze
1 EL frischer Schachtelhalm
1 EL Salbei
1 EL Frauenmantel

Abends Traubensilberkerze und Ackerschachtelhalm in ausreichend kaltem Wasser ansetzen und über Nacht stehen lassen. Am Morgen den Sud aufkochen und Salbei und Frauenmantel damit übergießen.

Nach 5 Minuten abseihen und den Tee in kleinen Schlucken trinken.

Diese Kur über 4 Wochen anwenden, danach 4 Wochen pausieren und dann erneut starten.

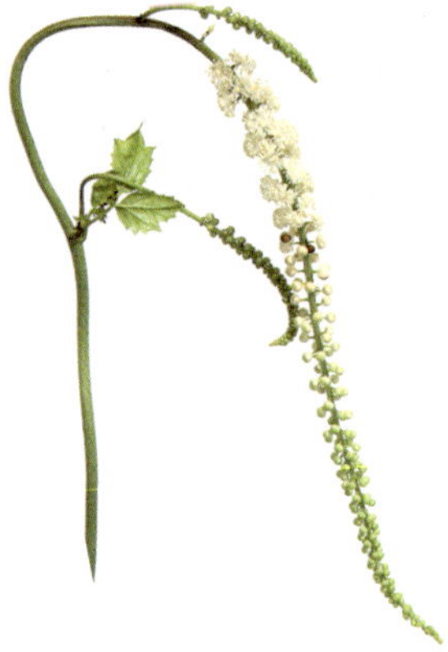

Traubensilberkerze

Pfefferminzhydrolat

100 ml Pfefferminzhydrolat
Zerstäuber (à ca. 30 ml)
(aus der Apotheke)

Zur leichteren Anwendung oder zum Mitnehmen das Hydrolat in den Zerstäuber füllen. Bei Hitzewallungen oder nächtlichen Schüben den (Ober-)Körper großzügig mit dem Hydrolat einsprühen.

Die Menthole der Minze wirken kühlend und unmittelbar beruhigend.

TIPP: *Das Hydrolat enthält nur Wasser und Minzöl und hat ein sanftes Minzaroma. Es kann nach Belieben bei Bedarf auch getrunken werden.*

Einreibungen mit Franzbranntwein

Franzbranntwein
Zerstäuber (à ca. 30 ml)
(aus der Apotheke)

Auch Franzbranntwein eignet sich zum Sprühen und Einreiben bei Hitzeschüben.

Seine Zusammensetzung – unterschiedliche Pflanzenauszüge wie Wacholder, Kampfer, Latschenkiefer, Fichtennadel oder auch Thymian – variiert je nach Anbieter. Alle Zutaten wirken jedoch durchblutungsfördernd und zugleich kühlend.

Essigfußbad

100 ml Essig
5 l kaltes Wasser

Essig ins Wasser zugeben und für etwa 15 Minuten ein Fußbad nehmen.

Essig zieht nicht nur Fieber, sondern kühlt auch sehr gut. Er ist ein einfaches und preiswertes Mittel im Hochsommer, bei Wallungen und nächtlichen Hitzeschüben.

Eichenrinde-Vollbad

1 Handvoll Eichenrinde
5 l Wasser

Eichenrinde in heißem Wasser 10 Minuten auskochen, abseihen und in ein Vollbad zugeben.

Die Gerbstoffe und Catechine aus der Eichenrinde unterbinden das Schwitzen danach und helfen bei wiederkehrenden Schüben.

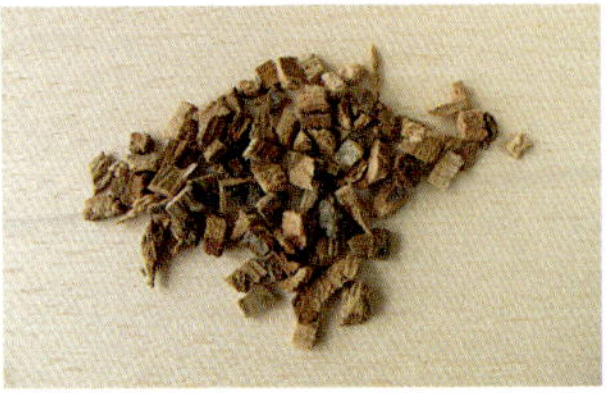

Eichenrinde

VORSICHT: *Dieses Bad kann sensible Haut austrocknen, sie sollte anschließend mit einer einfachen Lotion gepflegt werden.*

STARKE BLUTUNGEN

Übermäßig starke Blutungen im Wechsel werden als Hypermenorrhö bezeichnet. Die Betroffene muss in kurzen Abständen Tampons respektive Binden wechseln, und vereinzelt sind die Blutungen derart heftig, dass es zu regelrechten Blutstürzen kommt und nur noch der Aufenthalt in der Badewanne möglich ist. In diesem Fall stoßen auch Heilpflanzen an ihre Grenzen, und ärztlicher Rat ist gefragt.
Ist die Blutung erträglich, aber stark, gilt Hirtentäschelkraut als gut wirksam. Es war schon bei den alten Römern als blutstillendes Frauenkraut bekannt.

Hirtentäscheltee und -tamponade

8 g Hirtentäschelkraut
300 ml heißes Wasser

Aus Kraut und Wasser einen Tee bereiten. Eine Tasse davon trinken; mit dem restlichen Tee einen Tampon tränken und wie üblich verwenden. Den Tampon mehrmals wechseln.

Für die blutstillende (hämostyptische) Wirkung des Hirtentäschels sind vermutlich Peptide mit oxytocinähnlichen Eigenschaften verantwortlich.

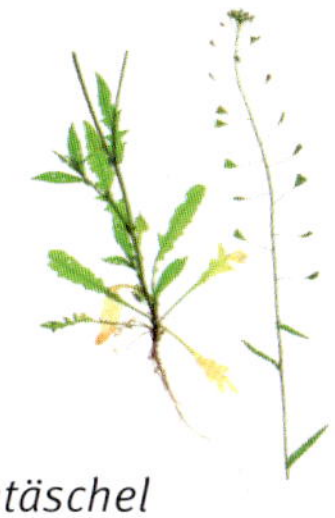

Hirtentäschel

Frauenwein

2 Teile Gänsefingerkraut
2 Teile Blutwurz
2 Teile Frauenmantel
2 Teile Angelikawurzel
1 Teil Schafgarbe
1 Teil Hirtentäschel
1 l trockener Wein
(rot oder weiß)

4 EL von der Mischung mit Wein übergießen, die Mischung langsam erwärmen und für 30 Minuten am Sieden halten. Eine Woche ziehen lassen und dann abseihen.

Morgens und abends vor dem Essen 80 ml von dem Wein einnehmen.

VENENBESCHWERDEN

Viele Frauen über 40 klagen über schwere und geschwollene Beine. Weder Krampfadern noch Thrombosen sind erfreuliche Begleiterscheinungen. Thrombosen jedoch müssen ärztlich abgeklärt werden, können sie doch im schlimmsten Fall zu einem Lungeninfarkt führen.
Ansonsten hält die Pflanzenheilkunde zahlreiche heilsame Kräuter bereit, die sowohl als Tee wie auch als Wickel oder Kompresse förderlich sind.

Venenpflegetee

1 g Arnika
3 g Birkenblätter
3 g Melisse
3 g Johanniskraut
300 ml Wasser

Die Pflanzenteile mischen. 1 EL davon mit 300 ml Wasser aufkochen, 8 Minuten ziehen lassen, dann abseihen und trinken.

Beindurchblutungs-Kompresse

20 g Steinklee
10 g Weinraute
5 g Arnika
1 l Wasser
2 Handtücher

Die Zutaten vermischen und mit heißem Wasser aufbrühen.

Für eine Kompresse den Tee abkühlen lassen, dann ein Handtuch darin tränken und nass um die Unterschenkel wickeln. Mit einem trockenen Tuch umwickeln und 30 Minuten belassen. Währenddessen hinlegen.

Varizen-Tee I

Zu gleichen Teilen
Benediktenkraut
Schafgarbe
Weinraute
Zinnkraut
Ringelblume

Die Kräuter vermischen und aus 1 EL Kräutermischung und 300 ml Wasser einen Tee bereiten. 8 Minuten ziehen lassen, dann abseihen.

Um die Gefäße zu stärken, wird der Tee am besten über längere Zeit regelmäßig getrunken.

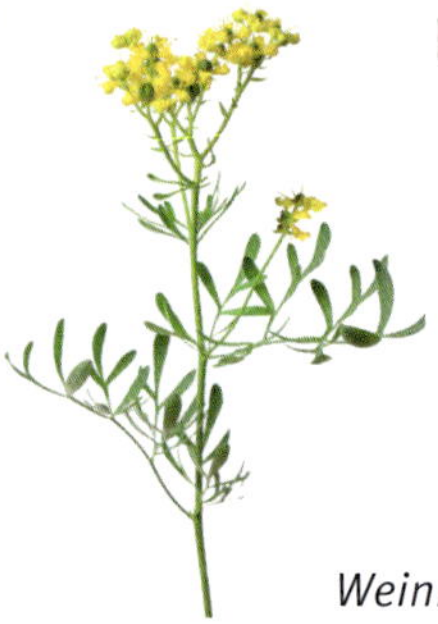

Weinraute

Varizen-Tee II

50 g Buchweizenkraut
50 g Rotes Weinlaub
30 g Schafgarbe
30 g Zinnkraut

Die Kräuter mischen und mit Wasser einen Tee bereiten. Einige Minuten ziehen lasen, abseihen und den Absud über längere Zeit trinken.

Auch diese Mischung gilt als Klassiker zur Vorbeugung von Krampfadern.

Steinkleebalsam bei Venenschwäche

1 Handvoll frischer Steinklee (oder getrocknet aus der Apotheke)
150 ml neutrales Speiseöl
20 g Sheabutter
10 g Bienenwachschips

Das Kraut grob schneiden, mit Öl aufgießen und gut verschlossen für 6 Wochen ansetzen. Anschließend abseihen.

Davon 100 ml Öl mit Sheabutter und Bienenwachs im Wasserbad erwärmen und verrühren, bis eine homogene Masse entsteht. In saubere Dosen oder Gläser abfüllen.

Die Steinkleesalbe regelmäßig in die Haut einmassieren.

Steinklee gilt als gute Hilfe bei Venenschwächen und -entzündungen, Hämorrhoiden, nächtlichen Wadenkrämpfen und Schwellungen, ist aber auch ein altes Hausmittel bei Lymphstau.

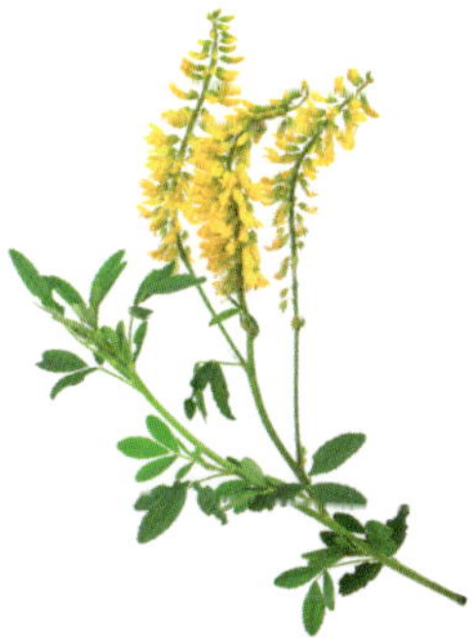

Steinklee

Anti-Thrombose-Tinktur

2 TL Steinklee
2 TL Waldmeister
1 TL Mäusedorn
1 TL Buchweizenkraut
1 TL rotes Weinlaub
1 TL Rosskastaniensamen
300 ml Weingeist (94 %)

Alle Zutaten vermischen und in einem Schraubglas gut verschlossen 3 Wochen ziehen lassen. Anschließend abseihen, mit 150 ml Wasser verdünnen und in dunklen Flaschen aufbewahren.

Bei geschwollenen und schweren Beinen die Unterschenkel mehrmals täglich großzügig einreiben.

Diese Tinktur ist reich an Cumarin, einem natürlichen Gerinnungshemmer, der als Reinstoff auch in der Medizin eingesetzt wird.

Arnikatinktur

2 EL Arnikablüten
100 ml Korn (38 %)

Die Blüten für 2 Monate in Alkohol ansetzen und anschließend abseihen.

Bei schmerzhaften und geschwollenen Beinen die Tinktur kräftig in die Haut einmassieren.

Arnika wirkt nicht nur wundversorgend und wundheilend, sondern auch entzündungshemmend und leicht beruhigend (sedativ).

Salzwickel bei geschwollenen Beinen

3 EL Kochsalz
1 l Wasser
1 Handtuch

Das Salz im Wasser auflösen und ein kleines Handtuch damit tränken. Das feuchte Tuch wird auf die Wade angebracht. Salz wirkt entzündungshemmend, spasmolytisch und abschwellend. Der Wickel bleibt so lange, bis er trocken ist.

Schwedenbitter à la minute

3–4 EL Schwedenbitter

Bei heißen Temperaturen, langem Stehen oder nächtlichem Ziehen in den Waden ist eine fertig zubereitete Schwedenbittertinktur aus der Apotheke eine schnelle Hilfe.

Der Alkohol lässt die hohe Dichte an Gerbstoffen rasch ins Gewebe einziehen und wirkt entspannend.

VORSICHT: *Schwedenbitter kann stark färben!*

FUNKTIONELLE HERZBESCHWERDEN

Druck auf der Brust, Atemnot und Angst, Herzrasen und Engegefühle – funktionelle Herzbeschwerden sind in der Regel nicht gefährlich, aber nicht einfach zu diagnostizieren, weil meist keine organischen Ursachen nachweisbar sind. Die diffusen Beschwerden belasten nicht nur Frauen, sondern auch Männer im Wechsel. Auslöser sind vermutlich stoffwechselphysiologische Unregelmäßigkeiten, die häufig nicht messbar sind, aber auch die psychische Belastung im Wechsel trägt zum Unwohlgefühl bei.
Erst wenn Veränderungen ärztlich messbar sind, werden pharmakologische Schritte gesetzt. Bis dahin bleibt die Naturheilkunde der beste Partner.

Weißdorn-Tinktur bei Arrhythmien

40 g Weißdorn
200 ml Weingeist (94 %)

Die Bestandteile am besten über das Jahr in einem Glas sammeln, dann 1 : 5 mit Alkohol aufgießen, verschließen und mindestens 10 Tage oder bis zur Anwendung ziehen lassen. Wöchentlich einmal schütteln.

Die Tinktur abseihen und mit 200 ml Wasser auf 40 % verdünnen. Bei Herzstolpern oder gefühlten längeren unrhythmischen Pausen 10–20 Tropfen der Tinktur sofort einnehmen. Je nach Bedarf können sie auch mehrmals täglich und längerfristig eingenommen werden.

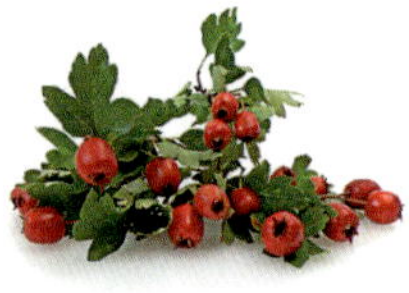

Weißdorn

TIPP: *Frischer Weißdorn (Blüten, Blätter und Beeren) kann zwischen Mai und September gesammelt werden.*

Herzgespann-Teemischung bei nervösen Herzbeschwerden

40 g Herzgespann
30 g Lavendel
10 g Weißdorn
20 g Melisse

Die Pflanzenteile mischen. 1 EL davon mit 300 ml Wasser aufkochen, nach 8 Minuten abseihen und schluckweise trinken.

Er hilft bei leichteren Beschwerden.

Schon der volkstümliche Name „Herzgespann“ deutet auf sein Einsatzgebiet hin. Die enthaltenen Iridoidglykoside wirken bei Herzrasen und leicht erhöhtem Blutdruck.

Teemischung bei Herz-Kreislauf-Problemen und Schwitzen

2 ½ EL Herzgespann
2 EL Salbei
1 EL Hopfen
1 EL Weißdorn

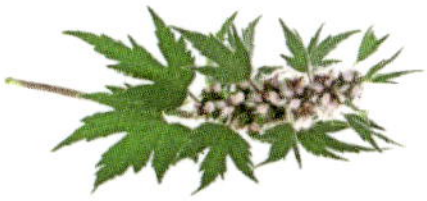

Herzgespann

1 EL von der Mischung mit 250 ml heißem Wasser aufbrühen und 8 Minuten ziehen lassen, dann abseihen. Den Tee langsam trinken.

Er ist hilfreich bei unbestimmten Herzbeschwerden, die mit Schwitzen einhergehen.

TROCKENE, GEREIZTE UND ENTZÜNDETE SCHLEIMHÄUTE

Schleimhäute sichern uns Gesundheit und Wohlbefinden. Diese sensiblen Körperbereiche fungieren als Barriere, sodass externe Stoffe nicht ungehindert in das Körperinnere eindringen können. Voraussetzung dafür ist jedoch eine intakte Schleimhaut mit einem entsprechenden Feuchtigkeitsfilm.
Ist sie hingegen trocken und gereizt, haben Mikroorganismen leichtes Spiel. Bakterien können eindringen und zu Entzündungen führen. In den Wechseljahren ist dies vor allem durch den sinkenden Östrogenspiegel verursacht und kann für häufige Blasenentzündungen und Jucken im Vaginalbereich sorgen. Nicht selten entwickeln sich daraus chronische Infekte, wenn nicht rechtzeitig gehandelt wird. Die Phytotherapie hält jedoch einige Maßnahmen bereit, die vor allem in der Anfangsphase vielversprechend sind.

Vaginalspülung zur Stabilisierung der Schleimhaut

2 ½ EL echtes Labkraut
2 EL Taubnessel
1 EL Ringelblume
1 EL Schafgarbe
600 ml Wasser

Die Pflanzenteile mit Wasser aufbrühen und nach 10 Minuten abseihen.

Mit dem Absud mehrmals am Tag den Intimbereich pflegen.

Stärkungstropfen bei Vaginalinfekten

Zu gleichen Teilen
Taubnessel
Brennnessel
Löwenzahnwurzel
Berberitzenrinde
Bockshornkleesamen
Schafgarbe
5 Teile Korn (80 %)

Alle Kräuter zur gleichen Teilen mischen und im Verhältnis 1 : 5 (1 Teil Kräutermischung, 5 Teile Alkohol) für 2 Wochen ansetzen. Anschließend abseihen. 3-mal täglich 10–20 Tropfen mit etwas Wasser einnehmen.

Kamillenlotion

1 EL Kamillenblüten
80 ml warme Milch
1 kleines Stück Butter
1 Damenbinde

Die Milch auf 60 °C erwärmen, Kamille und Butter zugeben und 10 Minuten ziehen lassen, danach abseihen und eine Binde mit der Mischung bestreichen. 2- bis 3-mal täglich wechseln.

Die Kamille wirkt keimtötend, jedoch auch austrocknend. Der Schleim aus der Milch und das Fett aus der Butter helfen, den Wirkstoff Chamazulen zu transportieren, und schützen die sensible Haut.

Pflegende Ringelblumenbutter

1 TL Ringelblumenblüten
50 g Butter

Die Blüten mit der Butter in einem Topf erwärmen, 1 Stunde ziehen lassen, dann die Blüten entfernen.

Mit der Mischung den Intimbereich einschmieren.

Ringelblume wirkt lindernd bei Verletzungen und Entzündungen und ist daher eine hervorragende Zutat für Heilsalben.

Sitzbad

60 g Taubnessel
50 g Himbeerblätter
25 g Ringelblume
40 g Melisse

Aus 2 Handvoll der Mischung und 1 Tasse Wasser einen Tee bereiten, 10 Minuten ziehen lassen und dann abseihen.

Den Tee in eine Wanne mit warmem Wasser zugießen und 20 Minuten darin verweilen.

Rotklee-Tee

10 TL Rotkleeblüten
1 l Wasser

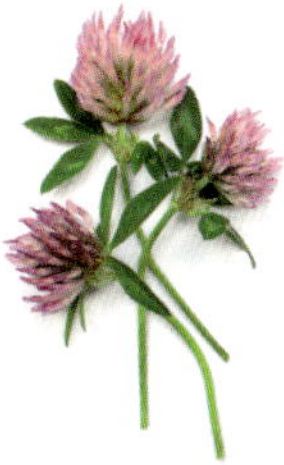

Rotklee

Rotklee mit kochendem Wasser übergießen, 10 Minuten zugedeckt ziehen lassen und dann abseihen.

Über 2 Wochen täglich 4 Tassen trinken.

Der Tee eignet sich auch für Sitzbäder bei vaginalem Juckreiz und Scheidenhauterkrankungen, er dient der Reinigung der Haut bei Psoriasis und Ekzemen.

TIPP: *Um die Wirkung der Phytoöstrogene bestmöglich zu nutzen, empfiehlt es sich, diesen Tee schon vor dem Wechsel einzusetzen.*

Rotklee-Blütensirup für „Nicht-Teetrinkerinnen"

1 Handvoll Rotkleeköpfe
500 ml Wasser
500 g Zucker
½ TL Zitronensäure

Zucker und Wasser aufkochen, die Blüten einlegen und über Nacht in der Flüssigkeit ziehen lassen. Am nächsten Tag abseihen und den Sirup mit Zitronensäure abschmecken. Gekühlt und gut verschlossen aufbewahren.

Der Sirup ist eine schmackhafte Alternative zum Tee. Er kann mit kaltem Wasser getrunken oder auch in einen Longdrink (z. B. Hugo) gemischt werden.

Vaginalzäpfchen bei inneren Entzündungen

2 Tr ätherisches Rosenholzöl
1 Tr ätherisches Palmarosaöl
20 g Kakaobutter
Gussform für Zäpfchen
(aus der Apotheke)

Kakaobutter im Wasserbad schmelzen und die ätherischen Öle gut einrühren. Die Masse noch warm und flüssig in die Zäpfchenform gießen und kaltstellen.

Die Zäpfchen können täglich verwendet werden.

KOPFSCHMERZEN

Kaum ein Beschwerdebild ist so wenig greifbar wie Kopfschmerzen und Migräne, so vielfältig sind ihre Auslöser und Erscheinungsformen. Während die einen während des Zyklus von monatlichen Kopfschmerzen geplagt werden, die mit dem Wechsel wegfallen, bekommen die anderen sie im Wechsel zum ersten Mal.
Bekannt ist, dass hormonelle Veränderungen zu Gefäßverkrampfungen (Vasospasmen) führen, die sich als mehr oder weniger starkes Pochen im Kopf äußern können. Belastungskopfschmerz hingegen entsteht vorwiegend durch den Druck der Gehirnblutgefäße auf das Hirngewebe, da sich die Gefäße bei einer Unterversorgung mit Sauerstoff und Nährstoffen verändern. Dabei ist besonders der Kalziumhaushalt relevant, der sich mit dem altersbedingten Östrogenmangel verändert.

Pestwurz-Tee

1 TL Pestwurz
200 ml Wasser

Pestwurz mit heißem Wasser aufgießen, einige Minuten ziehen lassen und dann abseihen.

Den Tee bei beginnenden Kopfschmerzen schluckweise trinken.

Die Pestwurz wirkt krampflösend, ist schmerzstillend und der Wurzelextrakt hat eine entzündungshemmende Wirkung. Die Gerbstoffe wirken beruhigend und entspannend.

Weidenrindentee

1 TL Weidenrinde
250 ml Wasser

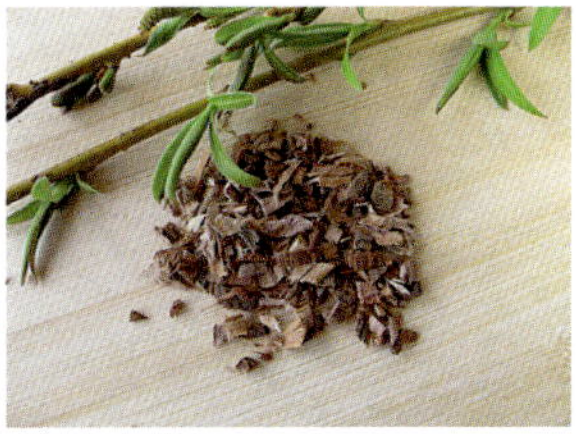

Weidenrinde

Weidenrinde mit heißem Wasser überbrühen und 20 Minuten ziehen lassen, dann abseihen.

Morgens und abends je 1 Tasse trinken.

Die Weidenrinde gilt seit Jahrhunderten als *das* Therapeutikum bei Kopfschmerzen. Das darin enthaltene Salicin ist die Urform des heutigen Aspirins. Es wird in der Leber zu Salicylsäure umgebildet. Dieser und auch noch andere bedeutende Wirkstoffe in der Weide sind entzündungshemmend, fiebersenkend und lindern Schmerzen bei rheumatischen Beschwerden.

Zitrone

½ Zitrone

Bei Kopfschmerzen die Stirn mit der Schnittfläche einer halbierten Zitrone bestreichen.

Zitronen-Kaffee

1 Tasse Espresso
½ Zitrone

Bei aufkommendem Kopfschmerzanfall kann Espresso mit Zitronensaft heftigere Attacken verhindern.

Die Kombination aus Koffein und Vitamin C ist in verschiedenen Schmerzmitteln enthalten. Koffein hemmt die Bildung eines Enzyms, das für die Weiterleitung von Schmerzen zuständig ist.

Spitzwegerich-Umschlag

1 Handvoll frischer Spitzwegerich
Etwas Wasser
1 Geschirrtuch

Spitzwegerich mit etwas Wasser pürieren. Die Masse auf ein Geschirrtuch streichen und dieses als Umschlag auf die Stirn legen.

TIPP: *Als Tee aufgebrüht und schluckweise getrunken kann Spitzwegerich bei beginnenden Kopfschmerzen auch innerlich angewandt werden.*

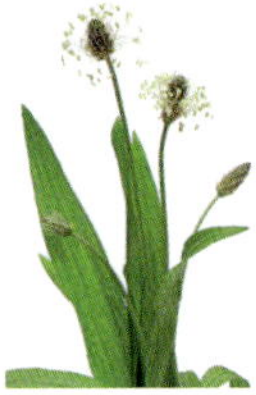

Spitzwegerich

Stirnumschlag mit Minze oder Melisse

2 TL Pfefferminze oder
1 EL Melisse
1 Tasse Wasser

Aus Kraut und Wasser einen Tee bereiten, ein Tuch damit tränken und auf die Stirn legen. 20 Minuten belassen.

Wirksam sind hier vor allem die ätherischen Öle. So entfaltet Menthol in hoher Konzentration eine lokal schmerzstillende Wirkung.

Kopfschmerztee

1 TL Baldrianwurzeln
1 TL Lavendelblüten
1 TL Melisse
1 TL Pfefferminze

2 TL von der Mischung mit 250 ml kochendem Wasser übergießen, 5 Minuten ziehen lassen und dann abseihen.

Den Tee schluckweise trinken.

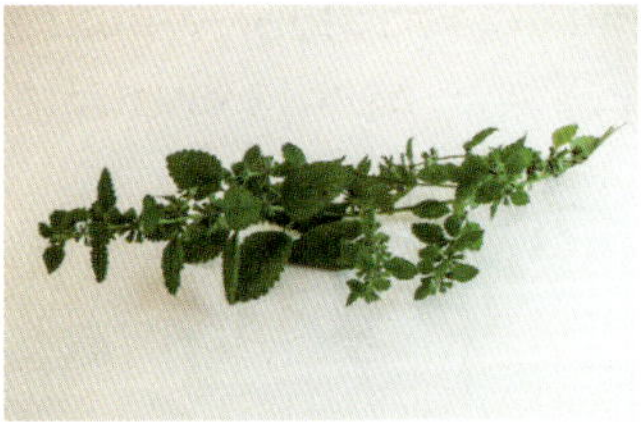

Melisse

Gänseblümchentee

1 TL Gänseblümchen
200 ml Wasser

Gänseblümchen mit heißem Wasser aufgießen, einige Minuten ziehen lassen und dann abseihen.

Der Tee gilt als altes Hausrezept bei Kopfschmerzen. Gänseblümchen, das „Arnika der Bauern", ist auch ein wichtiger Vertreter der Frauenpflanzen.

Essig-Inhalation

50 ml Essig (5 % Säure)
100 ml heißes Wasser
1 Handtuch

Essig in einem breiten Behälter mit heißem Wasser mischen. Das Handtuch über den Kopf legen und den Dampf inhalieren.

Essig gegen Kopfschmerz ist ein altes Hausrezept.

VERSTIMMUNG, GEREIZTHEIT UND NERVOSITÄT

Nicht zufällig gehen mit hormonellen Umbrüchen auch Verstimmung, häufig auch Ängste und Sorgen einher.

Die Jugend neigt sich dem Ende zu, das Alter steht vor der Türe, Kinder verlassen das Haus, nicht gelebte Träume haben weniger Raum. Mit dem Alter kommt es oft zu Einschränkungen der Konzentration, der Lernkapazität und Leistungsfähigkeit. Traurigkeit ohne ersichtlichen Grund und Antriebslosigkeit wechseln sich mit Hochgefühlen und Tatendrang ab.

Niemand freut sich über Verluste, sei es auf der körperlichen oder der seelischen Ebene. Wie auch in jungen Jahren gilt es, mit den neuen Bedingungen umgehen zu lernen und sie zu akzeptieren. Auch hier kann die Naturheilkunde unterstützend wirken.

Johanniskraut-Tee gegen seelische Tiefs

1 EL Johanniskraut
1 Tasse Wasser

Aus Johanniskraut und Wasser einen Tee aufbrühen.

Über einen längeren Zeitraum täglich 2–3 Tassen trinken.

Johanniskraut ist in der Volksmedizin beliebt und wird bei Unruhe und hormonellen Störungen verwendet. Es wirkt als Antidepressivum bei beginnenden klimakterischen Verstimmungen, bei Nervosität und Anspannung. Als Tee wirkt es stimmungsaufhellend und krampflösend.

Da die unterschiedlichen Arten des Krautes etwas unterschiedlich wirken, ist es empfehlenswert, Teemischungen aus der Apotheke heranzuziehen.

Tee bei Unruhe

Zu gleichen Teilen
Johanniskraut
Frauenmantel
Melisse
Schafgarbe

Aus 1 EL der Mischung einen Tee bereiten.
2–3 Tassen pro Tag davon trinken.

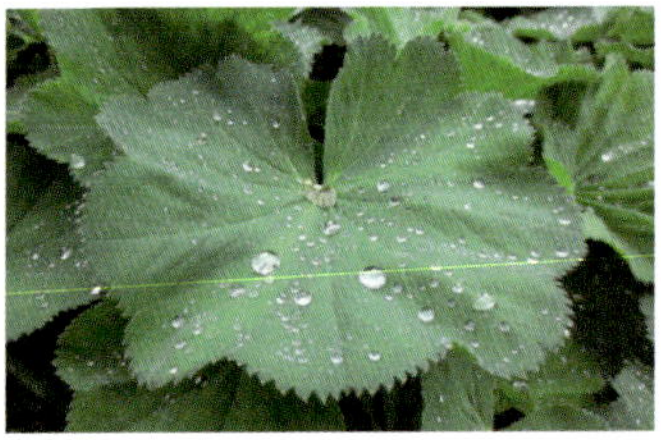

Frauenmantel

Tee gegen Depression

Johanniskraut
Brennnessel
Zinnkraut
Schafgarbe oder Melissenblätter
Kamille
Johanniskraut
Wasser

Aus 1 EL der Mischung und 200 ml Wasser einen Tee bereiten.

2 bis 3 Tassen täglich trinken.

Die Kamille macht diese Teemischung zusätzlich wirksam gegen Übelkeit und Unwohlgefühl.

Tee bei Einschlafproblemen

5 Teile Baldrian
3 Teile Passionsblume
3 Teile Johanniskraut
2 Teile Hopfen

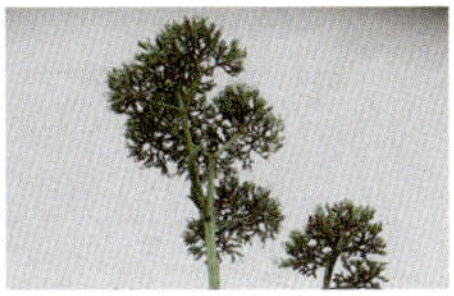

Baldrian

1 EL der Mischung mit 1 Tasse Wasser aufkochen, ziehen lassen und dann abseihen.

Dieses Rezept ist ein Klassiker unter den Nerventees. Alle Bestandteile sind hilfreich bei Unruhezuständen. Besonders Baldrian ist bei Schlafstörungen, nervöser Unrast sowie Herzbeschwerden wirksam und wird daher auch als Einzelpräparat verkauft.

Rosenblüten-Aromabad

5–7 Tr ätherisches Rosenblütenöl

In die Badewanne ein Vollbad einlassen und das Rosenblütenöl zugeben.

Etwa 25 Minuten darin baden, danach ausruhen oder schlafen gehen. Das Bad reduziert Verstimmung.

TIPP: *Viele Frauen lieben den Seelenschmeichler-Duft der Rosenblüten, aber nicht allen ist der gleiche Duft angenehm. Alternativ eignen sich auch Orangenblütenwasser, Melisse oder Lavendel.*

Wechselfußbäder

1 Handvoll Hopfenzapfen
2 Eimer (à 10 Liter)

Einen Eimer mit ca. 45 °C warmem Wasser, den anderen mit etwa 10 °C kaltem Wasser füllen. Zusätzlich können in beide Eimer Hopfenblüten zugegeben werden, sie wirken beruhigend und ausgleichend auf den Hormonhaushalt.

Die Füße abwechselnd 6 Minuten ins warme Wasser und 20 Sekunden ins kalte Wasser stellen und mehrmals wiederholen.

SCHLAFSTÖRUNGEN

Schlafprobleme können jeden treffen, und das in jedem Alter. Während der Wechseljahre treten sie jedoch verstärkt auf. Auch Männer neigen dann zu unregelmäßiger Nachtruhe und werden zu sogenannten Bettflüchtern.
Teils sind es Probleme und Sorgen, die durch den Kopf geistern, teils körperliche Phänomene wie Hitzewallungen, Schweißausbrüche, Durchblutungsstörungen und Kopfschmerzen. Wer sich nicht ausreichend ausschlafen kann, ist am nächsten Tag noch ungenießbarer. Die Konzentration am Arbeitsplatz sinkt, die Motivation zu sportlicher Betätigung und die Bereitschaft, für andere da zu sein, lassen nach. Ein guter Schlaf ist daher Gold wert.

Schlaftee

30 g Melisse
30 g Baldrian
15 g Hopfen
15 g Lavendel

Etwa 1 Stunde vor dem Schlafengehen aus 1 EL von der Mischung und 1 Tasse Wasser einen Tee bereiten, ziehen lassen, abseihen und schluckweise trinken.

Es ist sinnvoll, Menge und Abstand zum Schlafengehen zu beachten, damit nicht eine volle Blase die Nachtruhe wieder stört.

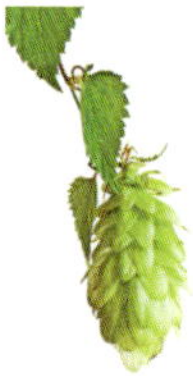

Hopfen

Teemischung zum Einschlafen I

10 g Baldrian
10 g Hopfen
10 g Melisse
5 g Pfefferminze
5 g Orangenschale

Vor dem Schlafengehen aus 1 EL der Mischung und 1 Tasse Wasser einen Tee bereiten, ziehen lassen und abseihen. Noch warm trinken.

Teemischung zum Einschlafen II

2 Teile Passionsblume
2 Teile Baldrian
2 Teile Melisse
1 Teil Lavendel
1 Teil Hopfen

1 EL der Teemischung mit Wasser kurz überbrühen und zugedeckt 8 Minuten ziehen lassen.

Die Flavonoide, Ferulasäure und ätherischen Öle der Passionsblume wirken entspannend, entkrampfend und beruhigend. Die Pflanze wird zumeist in Mischungen gegen Schlafstörungen oder Krämpfe angeboten.

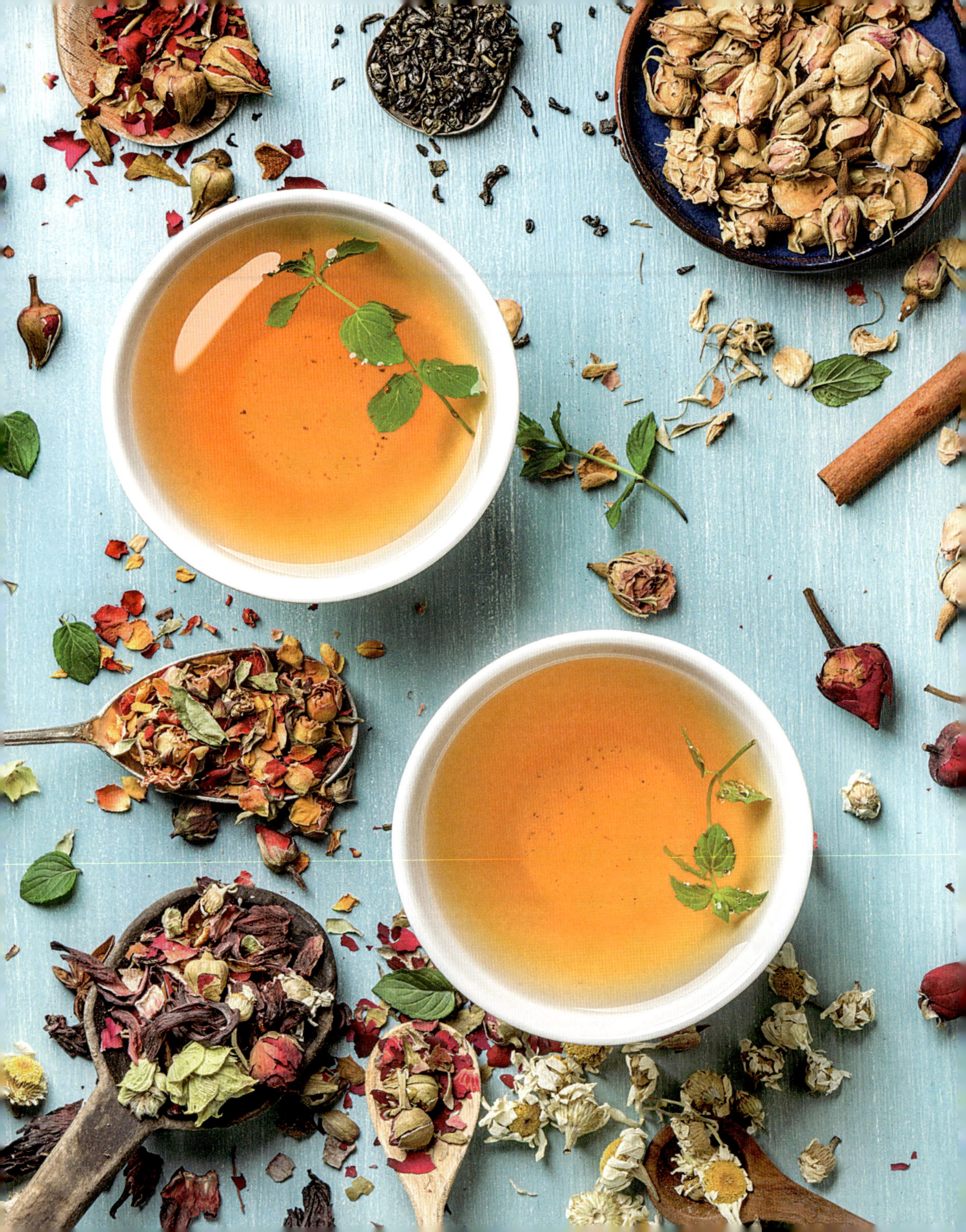

Was hilft bei ...

Akne	Aloe vera Augentrost-Waschung Badewasser mit Ackerstiefmütterchen Brennnessel-Dampfbad Brennnessel-Smoothie Gänseblümchen-Wickel Gesichtswasser mit Ackerstiefmütterchen Gundelrebe-Waschung Heilerde-Maske Honig-Propolis-Pflege Labkraut-Kompressen Lavendelessig
Allgemeinen Menstruationsbeschwerden	Bewährte Teemischungen bei starker Menstruation Dost-Tinktur Hirtentäschel-Tee Hirtentäschel-Tropfen Hirtentäschel-Umschlag Meerrettich-Elixier Petersilie Ringelblumen-Tee Sitzbad mit Ackerschachtelhalm Tausendgüldenkraut-Tee Vanilletinktur Wacholdertee

Allgemeinen Wechsel-beschwerden	Klimakteriumtee Klima-Tee für Gelassenheit Mönchspfeffer-Likör Thymiansuppe Traubensilberkerzenextrakt Wechseljahrestee
Blasenentzündung	Bärentraubenblätter-Mazerat Birkenblättertee Cranberrysaft Nieren- und Blasentee Preiselbeerkonfitüre
Brustentzündung (Mastitis)	Arnikatinktur Buchweizenkraut-Auflage Echinacea-Tee Honigwickel Kermesbeerentinktur Quarkwickel Weihrauch-Kompresse
Dammpflege in der Schwangerschaft	Lindenblüten-Sitzbad Massageöl
Emotionaler Unausgeglichenheit	Hopfenblüten-Tee Lavendelbad Melissentee Tee bei psychischer Labilität Teemischung bei Gereiztheit und Überempfindlichkeit
Förderung der Menstruation	Kalmus-Sitzbad Rosmarintee Teemischung zur Förderung der Menstruation

Funktionellen Herzbeschwerden	Herzgespann-Teemischung bei nervösen Herzbeschwerden Teemischung bei Herz-Kreislauf-Problemen und Schwitzen Weißdorn-Tinktur bei Arrhythmien
Hitzewallungen und Schwitzen	Eichenrinde-Vollbad Einreibungen mit Franzbranntwein Essigfußbad Kühlende Tropfen Pfefferminzhydrolat Pfefferminzlikör Salbeidusche Salbeitee Salbeiwein Traubensilberkerzenkur gegen Schweißausbrüche
Kopfschmerzen	Augentrosttee Essig-Inhalation Gänseblümchentee Helmkrauttee Kamillentee Kopfschmerztee Mädesüßtee Pestwurz-Tee Spitzwegerich-Umschlag Stirnumschlag mit Minze oder Melisse Weidenrindentee Zitrone Zitronen-Kaffee

Krämpfen	Gänsefingerkraut bei langanhaltenden Krämpfen Kamillenöl Kolik-Öl Krampflösende Teemischung Liebstöckel-Auszug Melissensirup Muskatellersalbei-Tee Quendel-Sitzbad Quendeltee Thymianmilch Wärmeflasche Wärmetherapie mit Moorpackungen
Menstruationsbedingten Kopfschmerzen	Pestwurz-Kur
Menstruationsbeschwerden	Andorn-Tee Menstruationstee Pubertätstee bei krampfartigen Menstruationsschmerzen Schafgarbenbad Tee bei unregelmäßiger Menstruation Teemischung bei Periodenschmerzen mit Verstopfung Zyklus-Tee
Milchbildung und Abstillen	Abstilltee Milchbildungstee I Milchbildungstee II Mönchspfeffer-Tinktur zum Abstillen Tee zur langsamen Hemmung der Milchbildung Walnussauszug zum Abstillen

Milchstau	Beinwellpackung BH-Füllung Eibischwurzel-Waschung Heilerde-Wickel mit Kamille Kartoffel-Brustauflage Kettenlabkrauttee Kühler Quarkwickel Rosenblütenmilch Salbeitee Teebaumöl-Kompresse Teemischung gegen Milchstau Warme Petersilienpackung
Müdigkeit und Eisenmangel	Erdbeerblätter-Tee Fenchelsalat mit Hummus Frischsaftkur mit Brennnesselsaft Hagebutten-Auszug Herzgespann-Tee Johanniskraut-Tee Rindfleisch in Essig und Öl Rosmarintee
Ödemen	Entwässerungstee Kompressionsstrümpfe Lymphdrainage Wacholder-Fußbad
PMS (Prämenstruellem Syndrom)	Kopfschmerz-Öl Mönchspfeffergeist Muskatellersalbei-Honig PMS-Tee
Schlafstörungen	Schlaftee Teemischung zum Einschlafen I Teemischung zum Einschlafen II

Sodbrennen	Altbackenes Weißbrot Heilerde Honig Leinsamen gequollen Mandeln Milch
Starken Blutungen	Frauenwein Hirtentäscheltee und -tamponade
Trockenen, gereiz-ten und entzündeten Schleimhäuten	Kamillenlotion Pflegende Ringelblumenbutter Rotklee-Blütensirup für „Nicht-Teetrinkerin-nen“ Rotklee-Tee Sitzbad Stärkungstropfen bei Vaginalinfekten Vaginalspülung zur Stabilisierung der Schleim-haut Vaginalzäpfchen bei inneren Entzündungen
Übelkeit und Erbrechen in der Schwangerschaft	Dufttuch zur Aromatherapie Essigwasser Himbeerblättertee Morgentee
Venenbeschwerden	Anti-Thrombose-Tinktur Arnikatinktur Beindurchblutungs-Kompresse Salzwickel bei geschwollenen Beinen Schwedenbitter à la minute Steinkleebalsam bei Venenschwäche Varizen-Tee I Varizen-Tee II Venenpflegetee

Veränderungen der Haut	Allgemeiner Hauttee Anti-Akne-Öl Efeu-Gesichtsmaske bei Akne Efeu-Gesichtswasser bei Akne Lungenkrautspülung Ringelblumenöl gegen wunde Haut Schafgarbenbad Spitzwegerich-Gesichtswasser bei Akne und unreiner Haut Spitzwegerichsalbe bei juckender Haut Teebaumölmischung Veilchenbad
Verstimmung, Gereiztheit und Nervosität	Johanniskraut-Tee gegen seelische Tiefs Rosenblüten-Aromabad Tee bei Einschlafproblemen Tee bei Unruhe Tee gegen Depression Wechselfußbäder
Verstopfung	Dörrpflaumen Kleie Leinsamen

Vor und nach der Geburt	Brennnessel bei Blut- und Eisenverlust Dammpflegeöl vor und nach der Geburt Frauenmanteltee zur Geburtsvorbereitung und nach der Geburt Gänseblümchen-Sitzbad nach der Geburt Gänseblümchen-Tinktur Geburtserleichterungs-Tee I Geburtserleichterungs-Tee II Hämorrhoiden-Sitzbad Hirtentäschel-Sitzbad Hirtentäschelwein Kümmelwasser bei Wehenschmerzen Schafgarbentee Zinnkraut-Tee und -Bad
Wochenbettdepression	Anti-Depressions-Tee Aromatherapie Benediktenkrauttee Mariendisteltee Melissentee
Wunden Brustwarzen	Auszug vom Ruprechtskraut Gundelrebe Hautpflegeöl mit Gundelrebe Holunderblütenöl Honig Lavendelkompresse Ringelblumensalbe Schafgarbenpackung

Abkürzungen

EL	Esslöffel
Msp	Messerspitze
TL	Teelöffel
Tr	Tropfen

Literatur

Bartick, Holger: Kopfschmerzen & Migräne. Wissen-Kompakt Gesundheit. Verlagshaus der Ärzte 2014.

Dittmar, Friedrich W.: Naturheilverfahren in der Frauenheilkunde und Geburtshilfe: Grenzen und Möglichkeiten. Hippokrates 1998.

Eisenreich, Wilhelm; Handel, Alfred; Zimmer, Ute E.: Der neue BLV Naturführer für unterwegs. BLV VerlagsGmbH 1993.

Fachagentur Nachwachsende Rohstoffe e.V.: Arzneipflanzen Anbau und Nutzen. Studie zum Stand des Anbaus von Arznei- und Gewürzpflanzen in Deutschland (2003) und Abschätzung der Entwicklungstrends in den Folgejahren. Verein für Arznei- und Gewürzpflanzen SALUPLANTA e.V., Bernburg.

Füllbrandt, Roland: Meine Wildkräuter-Hausapotheke: Nutze die Kraft der Natur. BoD – Books on Demand 2013.

Ganski, Natascha: Die neue Pflanzenheilkunde für Frauen. ZS Verlag 2012.

Göbel, Hartmut: Erfolgreich gegen Kopfschmerzen und Migräne. 6. Auflage, Springer 2012.

Grüning, Susanne: Das Wissen der Kräuterhexen. Augsburg 2012.

Hinkelmann, Matthias: Wildkräuter sammeln – kochen – genießen. Anaconda 2011.

Hirsch, Siegrid; Grünberger Felix: Die Kräuter in meinem Garten. Freya 2013.
Hirsch, Siegrid: Kräuter-Rezeptbuch. Hausmittel & Salben, Säfte & Marmeladen, Kräuterwein & Liköre, Essig & Öl. Freya 2012.
Kleine-Gunk, Bernd: Phyto-Östrogene: Die sanfte Alternative während der Wechseljahre. 2., überarb. Auflage, Trias 2003.
Kraaz von Rohr, Ingrid: Naturheilbuch. Herbig 2007.
Kräuterpfarrer Weidinger, Hermann Josef: Leben aus der Natur. Heilkräuter anbauen – sammeln – nützen – schützen. Ueberreuter 1983.
Madjewski, Margaret: Lexikon der Frauenkräuter. 4. Auflage, AT 2012.

Messner, Gertrude: Kräuterhandbuch: Altes Wissen neu entdecken. Löwenzahn 2004.
Pahlow, Mannfried: Hausapotheke: Bewährte Hausmittel zur Behandlung von Alltagsbeschwerden. Gräfe und Unzer 1992.
Pamplona Roger, Jorge D.: Die große Saatkorn-Gesundheitsbibliothek. 3., überarb. Auflage, Saatkorn 2002.
Panke-Kochinke, Birgit: Die Wechseljahre der Frau: Aktualität und Geschichte (1772–1996). Leske & Budrich 2012.
Prevedel, Walter Erich: Die Hausmittel- und Heilrezeptsammlung des Tiroler Bauerndoktors Anton Auer im Vergleich mit der Encyklopädie der Volksmedicin des Arztes Georg Friedrich Most. Dissertation, Universität Wien 2011.
Rieger, Berndt: Das Heilwissen der Mönche und Kräuterhexen: Rezepte und Anwendungen traditioneller Naturheilkunde. Nymphenburger 2011.
Scherf, Gertrud: Wildkräuter & Wildfrüchte – Das Rezeptbuch. BLV 2011.
Schleich, Johann: Kräuterweiber und Bauerndoktoren: Geheime Rezepte der Heilkundigen. Kopp 2001.
Schwenkhagen, Anneliese; Schaudig, Katrin: Kompass Wechseljahre. Trias 2007.
Shealy, C. Norman: Die große Enzyklopädie der Heilkunde. Ullmann 1999.
Stadelmann, Ingeborg: Die Hebammensprechstunde. Ermengerst 2004.
Tisserand, Robert B.: Aromatherapie – Heilung durch Duftstoffe. Bauer Herrmann 1991.

Weed, Susun S.: Naturheilkunde für Schwangere und Säuglinge. 6. Auflage, Orlanda 2011.
Wiegele, Miriam: Heilsames und aromatisches Grün. Bacopa 2009.
Wiegele, Miriam: Kräuterelixiere. Bacopa 2009.
Wiesenauer, Markus: PhytoPraxis. 4. Auflage, Springer 2010.

Zeitschriften

Landapotheke – Heilen und Pflegen nach alter Tradition, 2/2014.
Landapotheke – Heilen und Pflegen nach alter Tradition, 3/2014.

Internet

https://www.babycenter.de/a36411/liste-mit-allen-kr%C3%A4u-tern-die-schwangere-nicht-einnehmen-sollten
https://derstandard.at/1733620/Menstruation-als-periodisches-Irresein
http://www.doris-regensburger.at/2015/04/rituale-zaubersprue-che-und-kraeuter-der-fruchtbarkeit-von-miriam-wiegele/
https://www.konsument.at/cs/util/getDownload.jsp?param=%7BA-ES%7D9A95A7095062A92CE18E0DFCCBAE301D09F560D29214F7A2577D-1D419ED2C810
http://www.koop-phyto.org/arzneipflanzenlexikon/
http://www.mum.org/neues5.htm
https://www.pharmazeutische-zeitung.de/
https://www.schleswig-holstein.de/DE/Fachinhalte/G/gesundheit_schutz/Downloads/gesundheit_schutz_Umweltbezogener_Gesundheitsschutz_Schadstoffe_muttermilch_UntersProgramm.pdf?__blob=publicationFi-le&v=1